Bone, Biomaterials & Beyond

引导骨再生策略与方法

Bone, Biomaterials & Beyond

引导骨再生策略与方法

（意）安东尼奥·巴隆
（Antonio Barone）

（瑞典）乌弗·南马克
（Ulf Nannmark）

主　编

张　健　主译

王艳颖　韩　静　副主译

北方联合出版传媒（集团）股份有限公司

辽宁科学技术出版社

沈　阳

图文编辑

刘玉卿　杨　洋　张　浩　刘　洋

This edition of Bone, Biomaterials & Beyond is published by arrangement with EDRA SpA.
The author: A. Barone, U. Nannmark

©2021，辽宁科学技术出版社。
著作权合同登记号：06-2018第394号。

图书在版编目（CIP）数据

引导骨再生策略与方法 /（意）安东尼奥·巴隆
（Antonio Barone），（瑞典）乌弗·南马克（Ulf Nannmark）
主编；张健主译.—沈阳：辽宁科学技术出版社，2021.7
　　ISBN 978-7-5591-2026-7

　　Ⅰ.①引⋯　Ⅱ.①安⋯　②乌⋯　③张⋯　Ⅲ.①牙再植—研
究　Ⅳ.①R782.12

中国版本图书馆CIP数据核字（2021）第068080号

出版发行：辽宁科学技术出版社
　　　　　（地址：沈阳市和平区十一纬路25号　邮编：110003）
印 刷 者：上海利丰雅高印刷有限公司
经 销 者：各地新华书店
幅面尺寸：210mm×285mm
印　　张：12
插　　页：5
字　　数：240千字
出版时间：2021年7月第1版
印刷时间：2021年7月第1次印刷
策划编辑：陈　刚
责任编辑：殷　欣　苏　阳　金　烁
封面设计：袁　舒
版式设计：袁　舒
责任校对：李　霞

书　　号：ISBN 978-7-5591-2026-7
定　　价：298.00元

投稿热线：024-23280336
邮购热线：024-23280336
E-mail:cyclonechen@126.com
http://www.lnkj.com.cn

主编简介
Editors

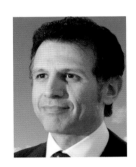

安东尼奥·巴隆（Antonio Barone） 口腔外科博士学位，意大利比萨大学外科学、医学、分子学和临界病理学理学硕士兼医学教授。意大利利马迪卡马约雷Versilia总医院托斯卡纳牙科研究室主任。美国纽约州立大学口腔颌面外科学教师。

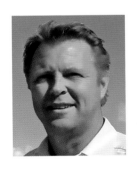

乌弗·南马克（Ulf Nannmark） 口腔外科博士学位，瑞典哥德堡大学Sahlgrenska学院口腔医学研究室口腔颌面外科副教授。瑞典延雪平牙科研究生教育研究室主任。

编者名单
Authors

Fortunato ALFONSI
Research Fellow, Tuscan Dental Institute, Versilia General Hospital,
Lido di Camaiore, Italy. Private Practice, Sulmona, Italy

Carlo BARAUSSE
DDS, Resident, Department of Periodontology and Implantology,
University of Bologna, Italy

Antonio BARONE
DDS, PhD, MSc Adjunct Professor, Department of Surgical, Medical,
Molecular and of the Critical Area Pathology, University of Pisa, Italy.
Tuscan Dental Institute, Versilia General Hospital, Lido di Camaiore, Italy

José Luis CALVO-GUIRADO
Full Professor in General and Implant Dentistry, Faculty of Medicine and
Dentistry, University of Murcia, Spain

Ugo COVANI
MD, DDS, Full Professor, Department of Surgical, Medical, Molecular and
of the Critical Area Pathology, University of Pisa, Italy. Chairman,
Tuscan Dental Institute, Versilia General Hospital, Lido di Camaiore, Italy

Ferdinando D'AVENIA
Assistant Professor, Dental School, University of Parma, Italy

Pietro FELICE
MD, DDS, PhD, Researcher, Department of Periodontology and Implantology,
University of Bologna, Italy

Stefan FICKL
Priv-Doz Dr Med Dent, Associate Professor, Department of Periodontology,
Julius-Maximilians-University, Würzburg, Germany

Maria Gabriella GRUSOVIN
DDS, Private Practice, Italy. Specialist in Periodontology, Institute for Postgraduate
Dental Education, Jönköping, Sweden

Arndt HAPPE
Dr Med Dent, DDS, PhD, Private Practice, Münster, Germany. Associate
Professor, Department of Oral and Maxillofacial Plastic Surgery and
Implantology, University of Cologne, Germany

Christian HELF
Dr Med Dent, Private Practice, Munich Bogenhausen, Germany

Giovanna IEZZI
Adjunct Professor, Dental School, University of Chieti-Pescara, Italy

Sanjiv KANAGARAJA
DDS, PhD, Consultant and Assistant Professor, Department of Oral and Maxillofacial Surgery, University of Gothenburg, Sweden

Simone MARCONCINI
DDS, PhD, Research Fellow, Department of Surgical, Medical, Molecular and of the Critical Area Pathology, University of Pisa, Italy.
Tuscan Dental Institute, Versilia General Hospital, Lido di Camaiore, Italy

Paolo MARTEGANI
Dr Med Dent, Private Practice, Varese, Italy

Ulf NANNMARK
DDS, PhD, Associate Professor, Department of Oral and Maxillofacial Surgery, Institute of Odontology, Sahlgrenska Academy, University of Gothenburg, Sweden.
Institute for Postgraduate Dental Education, Jönköping, Sweden

Bruno NEGRI
Assistant Professor, Dental School, University of Murcia, Spain

Patrick PALACCI
DDS, Private Practice, Brånemark Osseointegration Center, Marseille, France

Adriano PIATTELLI
Full Professor, Dental School, University of Chieti-Pescara, Italy

Roberto PISTILLI
MD, Resident, Oral and Maxillofacial Unit, San Filippo Neri Hospital, Rome, Italy

Massimiliano RICCI
DDS, PhD, Research Fellow, Department of Surgical, Medical, Molecular and of the Critical Area Pathology, University of Pisa, Italy.
Tuscan Dental Institute, Versilia General Hospital, Lido di Camaiore, Italy

Roberto ROSSI
DDS, MScD, Private Practice, Genova, Italy. Clinical Associate Professor, Department of Periodontology, University of Roma "Sapienza", Italy

Lars SENNERBY
Professor, Department of Oral and Maxillofacial Surgery, Institute of Odontology, Sahlgrenska Academy, University of Gothenburg, Sweden

Maurizio SILVESTRI
Dr Med Dent, Private Practice, Pavia, Italy

Christer SLOTTE
Senior Consultant, Department of Periodontology, Institute for Postgraduate Dental Education, Jönköping, Sweden

Tobias THALMAIR
Dr Med Dent, Private Practice, Freising, Germany

Hannes WACHTEL
Prof Dr Med Dent, Private Practice, Munich, Germany. Clinical Associate Professor, Department of Restorative Dentistry, Charité-Medical University, Berlin, Germany

译者简介
Translators

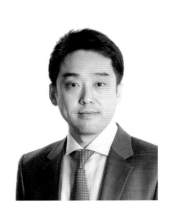

主　译

张健，齿学博士，教授，主任医师，硕士研究生导师，天津市口腔医院（南开大学口腔医院）副院长。中华口腔医学会口腔种植专业委员会常务委员，天津市口腔医学会口腔种植专业委员会主任委员，天津市口腔医学会常务理事，国际口腔种植学会专家组委员（ITI Fellow），国际牙医师学院（ICD）院士，中国整形美容协会牙颌颜面医疗美容分会副会长。《CIDRR》杂志中文版特邀编委，主编《数字化口腔种植外科技术》，主译《口腔种植临床问题解决方案》《口腔种植自体骨移植基础与要点》。

副主译

王艳颖　韩　静

参　译

杨　晶　王庆福　孙晓迪　董昱靓　李朝阳　李笑班

译者均来自天津市口腔医院

"血供的重要性"

近年来，骨结合种植体和其上部修复已经成为了常见的治疗方法，其不仅仅适用于口腔中，而且适用于口外各个部位。随着骨结合原理的发展和更多复杂病例的纳入，新的方法不断推出以便提高成功骨结合的可能性。为此，使用了不同的骨增量技术，以及自体、同种异体和异种来源的植骨材料。

微血管的血供对于发育和生长极为重要，而且随着进一步的生长，其重要性不会消失或减退。此外，新血管形成和血供对于骨折、伤口、骨结合以及不同移植物的愈合都是至关重要的。

随着我们接诊的疑难病例越来越多，颌面部手术变得越发的复杂和先进，考虑到这一点，更有必要应用生物学基础的治疗技术来处理软组织和移植物，以便维持其血供及新血管的形成。

但是，如果我们花时间仔细地进行外科手术，无论是否添加材料，最终结果都会有较高的成功的可能性。

骨结合、精准治疗以及生物学基础的治疗技术是未来学科发展的关键，也是成功造福于我们的患者的关键。

Per-Ingvar Brånemark

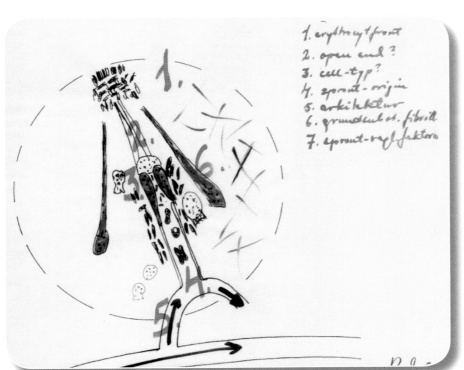

Per-Ingvar Brånemark在1959年拟的草图，提出并解释了新血管是如何形成的。

目录
Contents

第1章　引导骨再生概论 ························ 1
Ugo Covani, Massimiliano Ricci, Simone Marconcini

骨生物学 ·· 1
　总论 ··· 1
　皮质（密质）骨 ····································· 1
　松质（海绵状或小梁状）骨 ······················ 2
　细胞组成 ·· 3
　骨基质 ·· 4
　骨髓 ··· 4
　骨的血供 ·· 5
组织工程 ·· 5
　基本原则 ·· 5
　支架的设计和生产 ·································· 5
　骨愈合：细胞机制 ·································· 7
引导骨再生 ·· 8
　概论 ··· 8
　骨表面 ·· 10
　骨缺损特点 ·· 10
膜 ·· 11
生物材料 ·· 11
　分类 ·· 12
结论 ·· 13
推荐阅读 ·· 17

第2章　骨对骨替代物的反应 ·············· 19
Lars Sennerby, Ulf Nannmark

概论 ·· 19
骨愈合机制 ·· 19
自体骨移植的愈合 ······································ 21
合并多种骨替代物 ······································ 21
猪源性骨替代物的组织学反应 ·························· 24
结论 ·· 27
推荐阅读 ·· 29

第3章　牙周组织再生 ························· 31
Roberto Rossi, Maria Gabriella Grusovin, Tobias Thalmair,
Hannes Wachtel

背景 ·· 31

骨下缺损的治疗方法 ···································· 32
牙周再生材料 ··· 35
外科方法 ·· 37
影响临床效果的因素 ···································· 38
　病损的解剖特点 ····································· 38
　患者相关因素 ······································· 45
　临床建议 ·· 45
结论 ·· 45
推荐阅读 ·· 46

第4章　拔牙位点的处理 ······················ 47
Antonio Barone, Adriano Piattelli, José Luis Calvo–
Guirado, Fortunato Alfonsi, Bruno Negri, Giovanna Iezzi

背景 ·· 47
牙槽嵴保存的适应证和禁忌证 ·························· 59
即刻种植的适应证和禁忌证 ···························· 59
手术操作 ·· 59
　新鲜拔牙位点的处理 ······························· 62
　牙槽嵴保存 ·· 62
　即刻种植 ·· 66
结论 ·· 69
推荐阅读 ·· 69

第5章　上颌窦骨增量 ························· 71
Paolo Martegani, Ferdinando D'Avenia, Maurizio Silvestri,
Sanjiv Kanagaraja

背景 ·· 71
基于上颌窦解剖结构和病理生理学的适应证与
　禁忌证 ·· 71
经牙槽嵴顶入路上颌窦骨增量术 ······················ 73
上颌窦底提升术的移植生物材料 ······················ 74
侧壁开窗上颌窦底提升术 ······························ 75
　截骨开窗法（保留骨块） ··························· 76
　骨成形开窗法（移除骨块） ························· 76
　上颌窦黏膜剥离 ····································· 76
　上颌窦黏膜提升 ····································· 77
　上颌窦植骨程序 ····································· 78
　上颌窦底提升术联合牙槽嵴顶重建 ·················· 78

结论 ···································· 91
推荐阅读 ······························ 91

第6章 骨片技术：一种新的骨增量方法··· 93
Hannes Wachtel, Christian Helf, Tobias Thalmair

背景 ···································· 93
  生物相容性 ························ 93
  组织整合 ·························· 93
  细胞的屏障性 ······················ 94
  制造空间能力 ······················ 94
临床应用 ································ 94
技术要点 ································ 96
结论 ···································· 102
推荐阅读 ······························ 106

第7章 牙槽嵴水平向缺损的重建 ········· 107
Arndt Happe, Christer Slotte

背景 ···································· 107
  牙槽嵴水平向缺损重建的治疗方案 ···· 107
自体骨移植物 ···························· 107
异种骨移植物 ···························· 109
  （异种）骨片技术 ·················· 109
  临床应用 ·························· 110
  （异种）复合骨块技术 ·············· 110
  治疗理念 ·························· 115
结论 ···································· 118
推荐阅读 ······························ 118

第8章 针对下颌后牙区骨量不足的
内置法植骨技术 ·············· 119
Pietro Felice, Roberto Pistilli, Carlo Barausse

背景 ···································· 119
适应证和禁忌证 ·························· 122
外科操作技术 ···························· 122
结论 ···································· 133
推荐阅读 ······························ 133

第9章 软组织增量 ····················· 135
Stefan Fickl

背景 ···································· 135
软组织增量的适应证 ······················ 136
  牙齿周围软组织增量的科学意义 ······· 136

种植体周围软组织增量的科学意义 ········ 136
生物材料在软组织增量中的应用 ······· 136
天然牙周围软组织处理技术 ················ 137
  应用自体移植物进行牙龈退缩的覆盖 ···· 137
  应用异种移植物进行牙龈退缩的覆盖 ···· 137
种植体周围软组织处理技术 ················ 142
  美学区软组织处理 ·················· 142
拔牙同期或种植同期软组织增量 ·········· 142
  拔牙窝位点保存结合软组织增量 ······· 142
  即刻种植 ·························· 145
  延期种植 ·························· 145
种植之后软组织增量 ···················· 148
后牙功能区的软组织增量 ················ 151
应用异种材料进行软组织处理 ············ 154
结论 ···································· 156
推荐阅读 ······························ 156

第10章 种植体周围骨缺损的外科治疗··· 157
Christer Slotte

背景 ···································· 157
病例展示 ································ 158
  病例1 ···························· 158
  病例2 ···························· 158
  病例3 ···························· 160
  病例4 ···························· 160
  病例5 ···························· 160
讨论 ···································· 165
结论 ···································· 165
推荐阅读 ······························ 166

第11章 复杂病例的处理 ················ 167
Patrick Palacci

背景 ···································· 167
病例展示 ································ 167
  病例1 ···························· 167
  病例2 ···························· 171
  病例3 ···························· 175
  病例4 ···························· 175
推荐阅读 ······························ 175

总结 ································· 183
Antonio Barone, Ulf Nannmark

第1章

引导骨再生概论
An Introduction to Guided Bone Regeneration*

Ugo Covani, Massimiliano Ricci, Simone Marconcini

骨生物学

总论

骨组织可以广义地定义为具有支持功能的结缔组织。骨组织来源于间充质组织，由细胞和含有大量胶原纤维的细胞间质组成。这种细胞间质的主要特征是富含矿物质，这正是它具有强度、硬度以及抵抗压力、拉力和扭力的原因。从宏观上看，骨有两种形态：皮质骨和松质/小梁状骨。

皮质（密质）骨

皮质或密质骨（图1.1）由哈弗氏系统或骨单位组成。骨单位呈圆柱状，与骨干长轴呈平行排列。骨单位中央是哈弗氏管，哈弗氏管内衬骨内膜，其内包含血管、神经和疏松的结缔组织。每个哈弗氏管周围有4~20层呈同心圆排列的胶原纤维薄片。哈弗氏管横断面呈圆形或椭圆形，通常呈纵向走行。每个骨单位都与骨髓腔、骨膜相交通，骨单位之间通过横向或斜向的管——Volkmann's管相交通。骨细胞围绕中央管平行于骨板排列，并且通过骨细胞细胞质突起（丝状伪足）相互连接。骨细胞位于骨陷窝内，通过位于骨小管内的骨细胞细胞质突起互

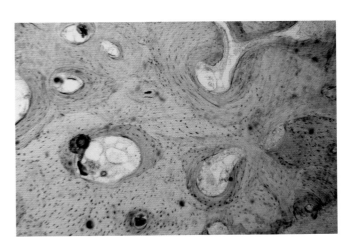

图1.1　含有细小骨髓腔的致密皮质骨（酸性品红–甲苯胺蓝染色；40×）。

（＊）组织学图片由Adriano Piattelli教授及其团队提供（Chieti–Pescara大学，意大利）。

相连接。在骨单位之间可见板层骨的不规则区域，称为间骨板，是原来的哈弗氏系统经过改建后的残留。每个骨单位表面存在强嗜碱性的黏合线，骨单位可以通过黏合线区别于周围的组织和间骨板。皮质骨的最外层和最内层不含哈弗氏管，板层骨平行于骨外膜和骨内膜表面排列形成环骨板（内环骨板和外环骨板）。

松质（海绵状或小梁状）骨

松质骨或海绵状骨由一系列相互连接的骨板——骨小梁构成。每个骨小梁内含有平行于骨板排列的胶原纤维。骨小梁的表面覆盖一层退化的扁平细胞，即静止的成骨细胞。松质骨的这种结构不仅增加了骨代谢的表面积，提供了机械强度，同时避免了承重过大（图1.2）。骨小梁的排列方向与受力大小息息相关，通常最粗最壮的骨小梁承受力最大（Wolff定律）。

从组织学角度，松质骨主要有两种类型：

- 初级骨组织（非板层骨）　这种骨也被称为"粗纤维骨""编织骨"或不成熟骨，其特征是在偏振显微镜下可见粗大的胶原纤维错综排列（图1.3和图1.4）。非板层骨（编织骨）见于胎儿或者婴幼儿的骨骼中。它是软骨内成骨过程中首先沉积在钙化软骨机制上的骨组织，同时也是首先出现在骨修复（骨折愈合）中的组织。

- 次级骨组织（板层骨）　这种骨是成熟骨，其特征是在偏振显微镜下可见胶原纤维呈平行的层状或者板状排列。板层骨存在于成年骨的两种结构类型中，一种是皮质骨（密质骨），另一种是松质骨（海绵状或小梁状骨）。

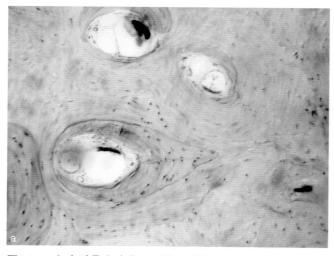
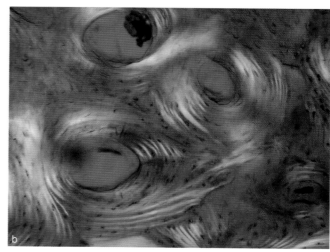

图1.2　a）皮质骨内哈弗氏系统（酸性品红-甲苯胺蓝染色；100×）；b）皮质骨内哈弗氏系统，可见板层骨内胶原纤维平行排列（偏振光；100×）。

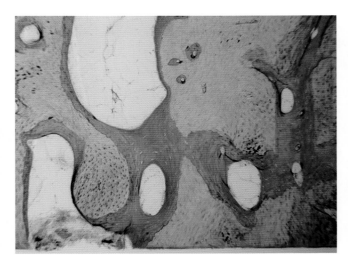

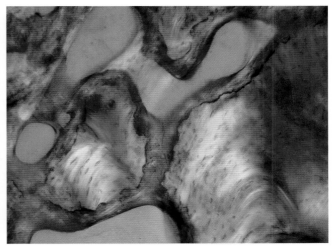

图1.3　不成熟骨和板层骨同时存在。局部区域，新形成骨正进行骨改建（酸性品红–甲苯胺蓝染色；40×）。

图1.4　不成熟骨和板层骨同时存在。可见板层骨内胶原纤维平行排列（偏振光；100×）。

细胞组成

骨组织是一种高度特异性的结缔组织，由细胞和细胞间质组成。骨组织中存在3种细胞类型：

- 成骨细胞　位于骨表面的骨形成细胞，似呈栅栏状并排排列的立方状上皮细胞（图1.5）。该细胞合成骨基质的有机成分（图1.6）。活跃时，细胞呈强嗜碱性。

- 骨细胞　位于骨基质的骨陷窝内（图1.7），伸出细长的细胞质突起（丝状伪足），突起位于骨基质内细小的圆柱状空隙或者小管内，互相连通。骨细胞通过血管或相连的远处骨细胞获得营养和氧。骨细胞也可通过其骨溶解作用分解骨基质，从而释放钙，实现钙稳态。

- 破骨细胞　由单核细胞融合形成的大型多核细胞，位于骨表面的浅凹里，即Howship陷窝。

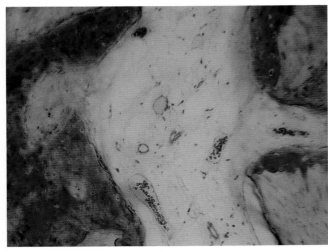

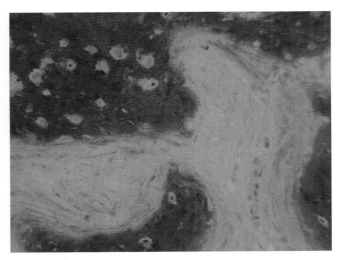

图1.5　编织骨和血管周围成骨细胞（酸性品红–甲苯胺蓝染色；100×）。

图1.6　编织骨和活跃形成骨基质的成骨细胞（酸性品红–甲苯胺蓝染色；200×）。

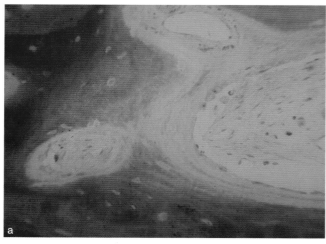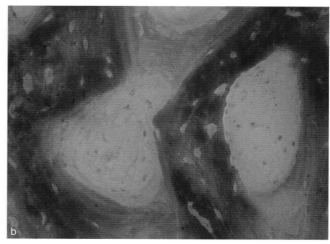

图1.7　a、b）编织骨内可见骨陷窝和骨基质（酸性品红–甲苯胺蓝染色；200×）。

骨基质

骨基质的组成：

- 有机物　由包埋在含有蛋白多糖和糖蛋白的基质中的Ⅰ型胶原纤维组成。胶原纤维由抵抗拉力的纤维束组成。

- 无机物　由旨在抵抗弯曲和压缩的硬化物组成。骨矿物质是磷酸钙羟基磷灰石 [$Ca_{10}(PO_4)_6(OH)_2$] 晶体的类似物，该物质只有在电子显微镜下才能观察到。羟基磷灰石与胶原纤维的结合强化了骨骼的硬度，以适应其支持功能。

骨髓

骨髓充满于长骨骨髓腔和松质骨腔隙内。在长骨内，骨髓呈黄色，主要由脂肪细胞和一些骨髓细胞组成（图1.8）。在扁骨和短骨内，骨髓呈红色，包含结缔组织、血小管和大量"骨髓细胞"（中幼粒细胞、幼红细胞、巨细胞和一些脂肪细胞）（图1.8）。骨髓是人体的造血器官。出生时，所有骨组织均具有此功

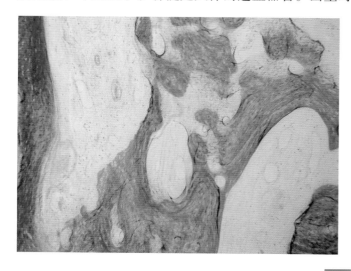

图1.8　含有宽大骨髓腔的松质骨（酸性品红–甲苯胺蓝染色；40×）。

能。成年后，造血功能仅存在于椎骨、髂骨、肋骨、颅骨和长骨的骨骺内。

骨的血供

骨的基本的血管系统包括主要的滋养动脉和干骺端动脉，这些动脉提供了大部分的血供，将血液从循环系统输送到骨髓。骨髓内血管压力高于骨膜血管压力，这种压力差成为维持血液流动的主要因素。骨膜小动脉通过厚厚的筋膜附着将血液运输到骨干的皮质。它们的末端分支在皮质内与髓动脉系统的末端分支相吻合。髓动脉系统负责皮质内层2/3的血液循环，余下皮质外层1/3的血液循环由骨膜动脉系统提供。

组织工程

基本原则

组织工程和再生医学的目标是实现生成物质的技术，此处指的是生成骨组织。生成骨组织最重要的方面是要实现细胞与基质和环境因素之间的相互作用，从而实现细胞扩增和分泌基质分子。生物材料作为支架被用于组织工程和再生医学中。在选择生物材料时应该考虑以下因素：

1. 支架必须具有能够容纳细胞并协调其功能的微结构，通常是多孔的结构。适当的孔隙率，以及所需的孔径和孔方向，可随着组织的类型而变化。
2. 支架必须是可吸收的。材料的降解率由植入部位的新组织生成率和组织改建的正常周期来决定。
3. 因为生物材料需要提供临时支撑并且需要抵抗植入前种子细胞可能施加的收缩力，所以用作支架的生物材料的机械性能很重要。同时，支架影响支架内部和周围组织的应力，所以支架的刚度也很重要。

在组织再生过程中，支架发挥着不同的作用：支架是支持细胞从周围组织迁移至缺损区的骨架。在被吸收前，支架可以充当细胞黏附的基质，并可以促进和协调某些细胞进程，例如有丝分裂和迁移。这可能是由细胞受体的配体介导的。此外，支架可以充当外源性细胞、生长因子和基因的递送载体。支架可以维持缺损区域的结构外形，并且防止周围组织的变形。最后，支架材料作为屏障可以阻止其他组织的渗透。

支架的设计和生产

生产多孔支架材料的方法有很多种：
- 纤维加工成非编织和编织结构。

- 加入消耗性造孔剂，如冰和可溶性颗粒。
- 使用自组装分子。
- 使用固体自由成形制造。

天然组织再生必须同时具备3个因素：细胞、信号和基质（或支架）（图1.9）。三因素中任何一个因素缺失或者功能障碍都将导致组织再生的失败。

细胞

组织再生中的细胞需要是多功能干细胞或者沿着其谱系只是部分分化的细胞。在骨再生中，这些细胞可以从分化早期的CD34骨髓细胞或集落形成单位细胞，一直到前成骨细胞，甚至骨内膜或骨膜内的成骨细胞。

信号

信号指生长和分化因子，包括PDGFs以及BMPs在内的数个转化生长因子。这些生长因子作用于细胞膜受体，从而刺激正常基因的表达。

基质（或支架）

基质是指可实现组织生长和细胞迁移的支架材料或者网格状材料。同种异体骨或异种骨并非十分理想的支架材料。在实际的临床中，生物支架直接暴露于胶原、细胞黏附分子、纤维蛋白、血浆纤维粘连蛋白，以及血小板分泌的玻连蛋白中。生物材料的优劣在于将这些分子黏附于其表面的能力。这种评价方式同样适用于种植体。首先这些分子黏附于种植体的钛表面，而并非种植体直接与骨接触。成骨细胞分泌唾液蛋白和骨桥蛋白，进而骨组织变得稳定。

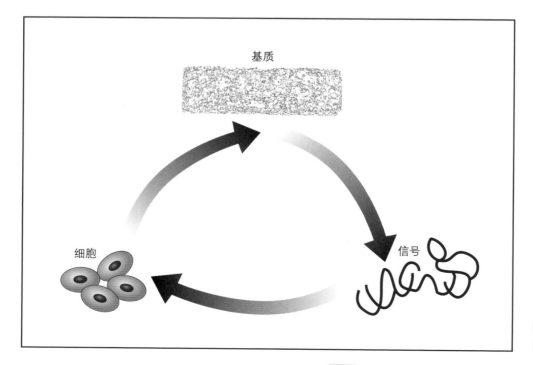

图1.9 示意图示骨再生的三因素：细胞、信号和基质。

骨愈合：细胞机制

当钻针穿透进入骨髓时，干细胞和骨内膜的成骨细胞暴露出来。随后，刚形成的窝洞内逐渐充满含有大量血小板的血液。如果我们在该腔隙内植入生物材料，生物材料的表面将被血凝块包围。在第一阶段，血小板脱颗粒释放PDGF-AA/AB/BB、TGFβ1和TGFβ2、血管内皮生长因子、表皮生子因子和玻连蛋白。进而，血液中凝固的血浆在生物材料的表面沉积纤维蛋白和纤连蛋白，并在骨壁和生物材料表面形成连接桥。释放的生长因子作用于暴露的骨髓细胞、内皮细胞和骨内膜的成骨细胞，从而促进细胞迁移分化、血管生成和有丝分裂的发生（图1.10）。随着细胞的分裂，推动子细胞以"爬行替代"的方式前进；随着亲代成骨细胞的成熟，分泌类骨质并成为骨细胞。持续的细胞分裂和爬行替代过程，使得骨壁与生物材料之间的间隙逐渐消失。

生物材料作为基质，黏附来自血液和血小板的细胞黏附分子。血小板脱颗粒进入血凝块可释放生长因子，形成信号。此外，开放的骨髓腔可释放细胞（图1.11）。由此，骨组织再生的三因素基质、信号和细胞齐备。

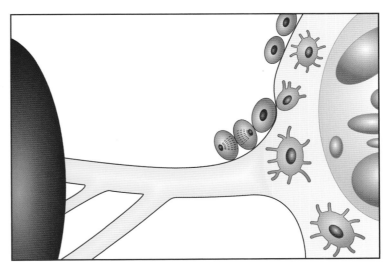

图1.10　生物材料植入后，血凝块包绕其表面。血液中成分在生物材料表面沉积纤维蛋白和纤连蛋白，并在骨壁和生物材料表面形成连接桥。

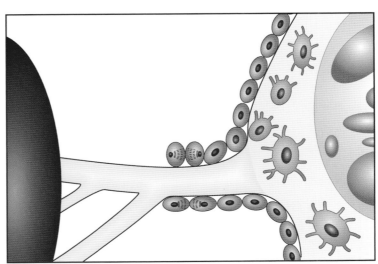

图1.11　释放的生长因子作用于骨髓细胞、内皮细胞和骨内膜的成骨细胞，进而促进血管生成、有丝分裂和细胞的迁移分化。

引导骨再生

概论

　　引导骨再生（GBR）是一种通过使用屏障膜达到骨再生目的的治疗方法。该技术的理念是创造一个隔离的空间来促进愈合。50年前首先提出该观点，醋酸纤维素薄膜被实验性地用于神经和肌腱的再生。另有研究报道，在犬的股骨制作去皮质的骨缺损，笼状物植入后其下有新骨形成。动物研究发现，通过使用醋酸纤维素和多孔滤膜，肋骨、桡骨和股骨的骨缺损愈合能力增强。在兔的颌骨缺损、鼠的颅骨缺损处使用屏障膜，骨愈合也得到了很好的效果。以上实验为骨再生提供了有利证据，即通过隔离软组织进入骨缺损区，骨再生会明显增强。然而，在研究的早期，多数研究者认为屏障膜的作用是保护血凝块，而不是为骨原细胞提供隔离的空间增殖。

　　几年前引入了引导组织再生（GTR）的原理，根据这一原理，在缺损区植入具有再生缺损组织能力的细胞即可实现某种特定组织的再生。

　　GBR技术源自GTR原理，这就需要阻挡软组织向骨缺损长入，而只允许来自骨组织的骨原细胞增殖。GBR技术将隔离膜放置在骨表面，以便封闭隔离骨再生的位点，防止软组织长入。此外，隔离膜形成并维持了相对封闭的空间，从而为骨原细胞提供了生长环境。GBR在垂直向和水平向缺损区均可实现新骨形成。该技术的基本原理就是要在骨再生的关键区域维持一个空间，以便保护其内的血凝块免受压力的破坏和移位。

　　根据以上叙述，GBR需具备三要素：

- 膜　防止肌肉作用引起血凝块不稳定的膜。
- 生物材料　提高血凝块稳定性，并防止屏障膜塌陷进入缺损区的生物材料。
- 有活力的骨组织　邻近能提供血管支持有活力的骨组织。

　　GBR愈合过程与骨生成的过程类似。为了便于解释这些过程，我们将其过程简单分为3个不同阶段：

第一阶段：松质骨形成（4~6周）

　　该阶段包括血凝块的形成，血管从邻近的骨组织迁移至骨再生区域。在这一阶段中，编织骨在新血管周围生成，从而获得骨样组织。在四壁骨缺损情况下，骨形成过程是从外周向中心进行的；而对于骨缺损更严重的二壁骨缺损，骨形成是从中心向外周进行的（图1.12）。在这个阶段，中心部分的骨仍然还没形成，只是些杂乱无章的结缔组织纤维、成纤维细胞和无序的新血管。

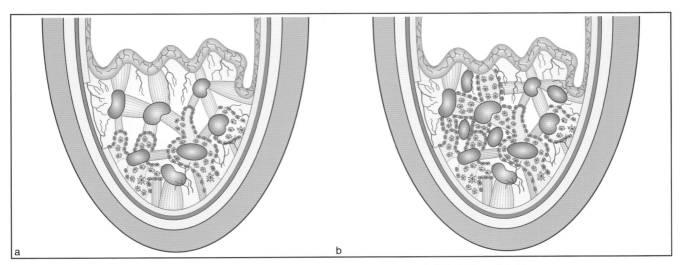

图1.12　a、b）第一阶段包括血管从邻近骨组织迁移至骨再生区域。骨形成是由中心向外周进行的。

第二阶段：松质骨成熟和皮质骨形成（2~3个月）

骨样组织逐渐被矿化，并且外周出现由板层骨构成的新的皮质骨。因为板层骨形成需要先形成平行的胶原纤维，所以板层骨形成速度更慢（图1.13）。

第三阶段：皮质骨成熟和骨改建（4个月后）

大量破骨细胞吸收溶解纤维组织；伴随结缔组织的减少，新成骨细胞沉积形成板层骨。此阶段，在外周可见皮质骨沉积，而中心新松质骨（更类似于天然骨）形成（图1.14）。

所有这些阶段都可以根据口腔外科医生要治疗的缺损的特点进行调整。

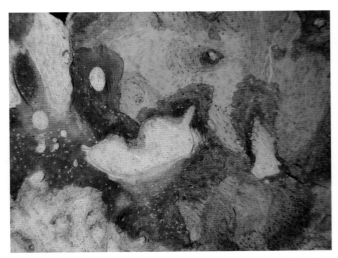

图1.13　新形成骨。镜下见由尚未矿化的骨基质和编织骨组成的新形成的骨小梁。同时，骨陷窝可见（酸性品红-甲苯胺蓝染色；40×）。

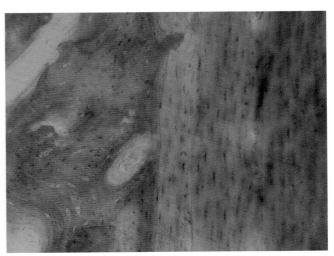

图1.14　旧的皮质骨和新形成的编织骨呈现不同染色。成熟骨染色轻，不成熟骨染色重（酸性品红-甲苯胺蓝染色；100×）。

骨表面

皮质骨下有充足的松质骨，这对骨再生是至关重要的。穿透皮质骨层暴露松质骨可以为骨再生提供有利条件，也是骨再生的基本原则。穿透松质骨有以下优势：首先就是可以增加生长因子的浓度；另外，大量的成骨细胞能够更容易地迁移至松质区；最后，可促进新血管形成。

鉴于以上，大量皮质骨的存在会妨碍血管生成，从而不利于骨再生。尽管普遍认为，在皮质骨层备孔是最佳的方式，然而并没有足够的证据表明这种做法切实有效。在兔颅骨上进行的实验表明，在皮质骨上打孔对愈合并没有帮助。

骨缺损特点

骨缺损的特点和其三维形态影响骨再生的效果。根据维持空间的能力，我们将骨缺损分成两种：自行维持空间的骨缺损和不能自行维持空间的骨缺损。例如无损坏的拔牙后的牙槽窝可以通过外周骨壁很好地保护血凝块，更有利于骨再生。相反，平坦的缺损区，如无牙颌区或者开放的骨缺损区，发生骨再生是非常困难的。

鉴于以上考量，进行GBR的骨缺损可以分为垂直向骨缺损、水平向骨缺损，而垂直向骨缺损对维持血凝块的稳定是更困难的。

骨下缺损

这种缺损是指皮质骨被保留的四壁骨缺损。该骨缺损更有利于血凝块的稳定，因此是有利型骨缺损。

水平向骨缺损

根据L.Vanden Bogaerde的分类，我们观察到两种类型：

- 封闭型骨缺损　这种缺损指种植体周围的骨壁很好地保留。
- 开放型骨缺损　这种缺损指种植体周围至少一个骨壁丧失。

垂直向骨缺损

这种缺损常见于上颌和下颌的后牙区，这就要求进行骨增量以便种植体植入（参见病例）。

膜

膜的功能是保护血凝块，避免肌肉牵拉影响血管生成。膜必须满足以下要求：

- 良好的生物相容性，避免危险反应。
- 选择性渗透，以便实现分子交换。
- 足够的机械性能，以便维护血凝块的稳定。
- 使用便利，塑形方便。

我们将膜分为两种主要类型：不可吸收膜和可吸收膜。

不可吸收膜

不可吸收膜的研究最普遍。它们由膨胀的聚四氟乙烯制成，该聚四氟乙烯可以允许分子扩散并可充当细胞的屏障。另外，它具有理想的刚性，便于操作。这种膜有两部分：能够保护生物材料的内层、多孔的允许软组织生长的外层。有些类型的膜内层是钛，可以优化其维持空间的能力。这种膜的缺点是需要二次手术将其取出，而且容易暴露，增加感染的风险。一旦暴露需要及时取出。不可吸收膜第二种代表类型是钛膜。钛膜在自体骨移植应用中很理想。有文献报道，钛膜暴露后，外层组织会再形成上皮，并不会造成风险。

可吸收膜

不可吸收膜需要二次手术取出，为了克服这一主要的不足，可吸收膜应运而生。而且文献报道可吸收膜发生暴露的风险最小。但是，吸收速率根据各自特征存在差异，是不可预见的。胶原膜来自动物组织，应用最广泛，一般4~8周吸收。这种膜最主要的优点是直接参与血凝块形成，并具有趋化性。目前，已研制出一些具有更高抗降解性的交联胶原膜，这种膜可以实现可预期的骨再生。

生物材料

生物材料的主要功能是维持骨和膜间足够的空间以稳定血凝块，同时支撑生物膜避免塌陷。生物膜塌陷会造成骨再生的失败，这也是最常见的失败原因。考虑到使用生物材料的目的，对其评价更需慎重。如果外科医生仅为恢复美观需要获得更多的组织，那么任何具有生物相容性和惰性的生物材料均可满足。然而，在多数情况下，种植体周围的骨重建是为了获得更多的功能骨，实现种植体的骨结合。这就要求理想的生物材料能够逐渐被吸收并能逐渐被改建。

分类

移植的生物材料分为自体、同种异体、异种和合成材料。

自体移植物

自体移植物用于牙科和口腔颌面外科已有30年的历史。因为自体骨移植具有骨再生、骨引导和骨诱导的特点,目前被认为是骨移植的"金标准"。缺损区移植骨要获得结合需要有血管形成,通常血管有两种来源:一种是新形成的血管;另一种是通过受区血管与新形成的移植骨血管进行吻合。

自体骨移植不会引起免疫反应,其缺点是需要增加手术时间,需要开辟第二术区并且可用的骨量有限。

同种异体移植物

同种异体骨是从捐赠者获得骨组织并储备在骨库中。由于存在感染风险,特别是感染HIV的风险,同种异体移植物的应用仍备受争议。相比输血感染HIV的风险1:450000,同种异体移植物感染HIV的风险估计在1:1600000。在进行同种异体骨移植前需要对捐赠者及其家庭成员进行严格筛查,在使用移植材料前也需要对移植物进行检查和处理,以便预防抗原反应及疾病传播的风险。

移植骨需要进行冻干和脱矿处理(脱矿冻干骨,Demineralised Freeze-Dried Bone,DFDB)或者仅做冻干处理(冻干骨,Freeze-Dried Bone,FDB)。

异种移植物

异种移植物可以来自不同动物的骨组织——牛骨是最普遍的来源。根据来源、组成及处理方式的不同,异种移植物具有不同的特点。

- 牛来源移植物 这种生物材料由网状结构的磷灰石晶体组成,其内表面积约为$70m^2/g$,可促进血凝块的合成和稳定。一些学者已经证实这种材料具有骨引导特性。然而,根据FDA的报告,该材料也具有传染克雅氏病(CJD)和疯牛病的风险。因此,在制备这种材料时,牛骨的来源需要进行仔细筛选和检查。另外,烧结时温度越高,吸收也越困难。所以,材料的制备过程也需要仔细把关。

- 胶原化猪移植物 这是一种异种骨替代物,呈颗粒状,由高孔隙率的无菌猪骨组成,其内的胶原成分可促进矿物质沉积、血管形成和生长因子结合,从而为骨再生提供有利的环境。文献报道,这种生物材料与人骨相似,在人体内具有很好的骨引导特性,同时可与受植区形成良好的结合,植入5个月后可发生不完全改建。另外,在兔体内的研究没有发现不良反应。光学显微镜和透射电子显微镜下观察发现,该材料具有良好的生物相容性,可很好地与宿主骨发生结合,同时具有骨引导特性。

异质移植物

异质移植物是指合成的骨替代物，可加工成不同大小、形状和质地。该材料的结构特性与骨组织相似。

- 羟基磷灰石移植物　羟基磷灰石是人体硬组织的组成成分（骨组织中占65%，牙釉质中占98%）。合成的羟基磷灰石可形成不同的形态：多孔的、无孔的、陶瓷的和非陶瓷的。由于这种材料的骨结合的特性，在GBR手术中用于种植的骨增量。羟基磷灰石具有良好的生物相容性和生物惰性，但是其诱导骨再生的能力并不明显。

- 磷酸三钙移植物　$Ca_3(PO_4)_2$经萘处理后在1100～1300℃下压缩可获得100～300μm直径颗粒。而且，这种材料在吸收过程中可为骨组织提供钙离子和镁离子，形成有利的离子环境，进而诱导碱性磷酸酶的活性，促进骨形成。

- 生物玻璃移植物　合成的玻璃陶瓷由二氧化硅（45%）、氧化钠（24.5%）和五氧化二磷组成。该材料呈颗粒状，直径为300～335μm，主要用于上颌窦底提升。生物玻璃具有骨引导特性，其溶解性直接取决于氧化钠。

- 珊瑚羟基磷灰石移植物　珊瑚羟基磷灰石由碳酸钙（87%～98%）、锶、氟化物、镁、钠和钾（2%～13%）组成，呈多孔结构（>45%），孔的直径为150～500μm。珊瑚羟基磷灰石具有骨引导特性，可被成骨细胞分泌的碳酸酐酶吸收。

结论

成功的骨增量涉及几个关键因素：膜、生物材料、种植体表面处理和材料的加工处理过程。第一，膜必须具有稳定并保护血凝块和生物材料的作用，防止血凝块和生物材料的剥离，保障新骨形成。第二，生物材料起着至关重要的作用。临床医生在选择生物材料时需要考虑到使用生物材料的目的。如果是为了更好的美观效果，吸收缓慢或者不吸收的生物材料才是理想的材料，如羟基磷灰石百分比高的材料。相反，如果治疗的目的是为了获得更多的骨组织，那么逐渐吸收的生物材料才是理想的材料。第三，临床医生应该考虑到生物材料加工处理过程中的烧结温度，温度越高吸收越困难。第四，临床医生应该考虑到种植体的表面处理。令人惊讶的是，尽管商用纯钛是种植体的主材料，但是不同的种植体成功率不同。种植体表面的形态、化学成分和表面粗糙度等因素影响骨结合，尤其是粗糙度是影响临床成功率的关键参数。Le Guehennec等（2007）得出结论：粗糙的种植体表面增强了骨结合。总之，临床医生需要牢记：成功的骨再生过程依赖于上述所有因素平衡的总体考量。

种植失败后骨增量（图1.15～图1.32）

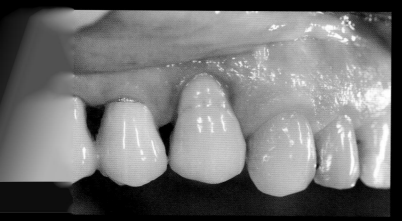

图1.15　种植修复后牙龈萎缩。

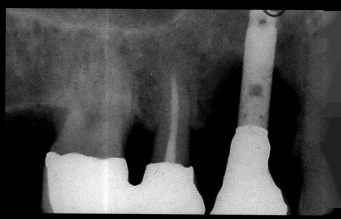

图1.16　X线片显示种植体周围骨丧失。

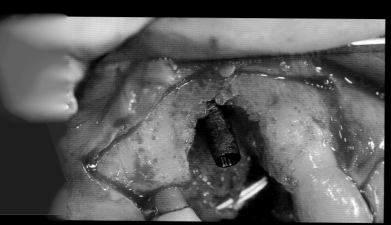

图1.17　翻瓣见种植体周围垂直向骨丧失。

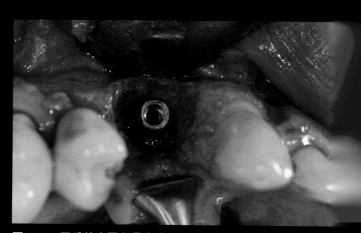

图1.18　严重的水平向骨丧失。

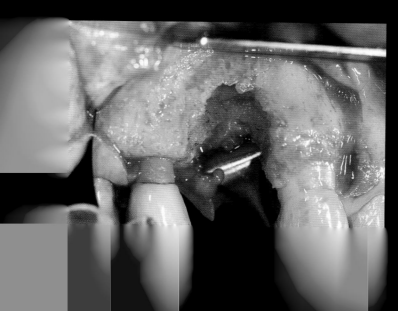

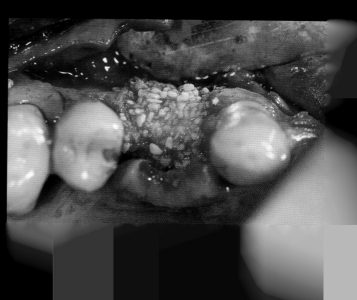

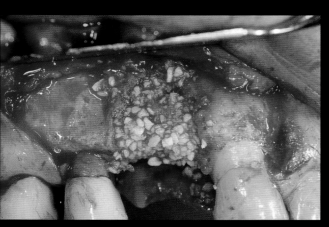

图1.21　植入猪源性皮质骨（颊面观）。

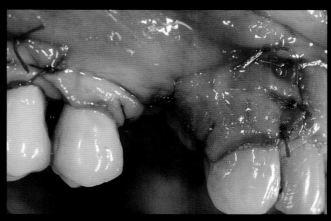

图1.22　覆盖胶原膜，缝合软组织。

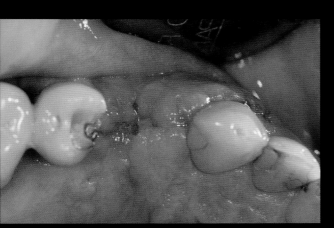

图1.23　1周后软组织愈合（殆面观）。

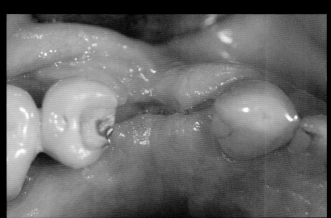

图1.24　3周后软组织愈合（殆面观）。

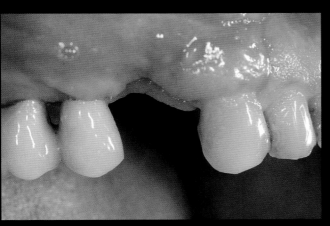

图1.25　6周后软组织愈合（颊面观）。

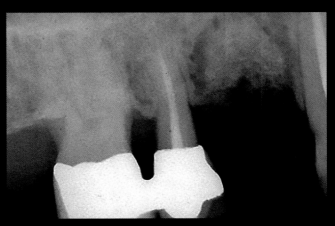

图1.26　X线片显示4个月后骨愈合。

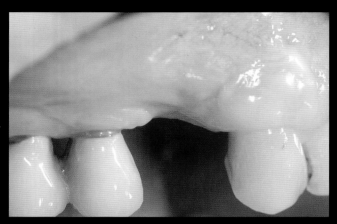

图1.27　6个月后软组织愈合（颊面观）。

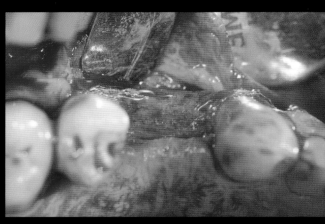

图1.28　6个月后骨增量区形成新骨。

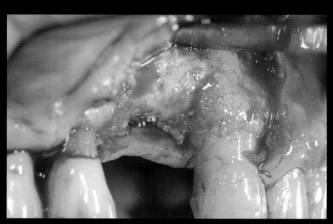

图1.29　在骨增量形成的骨上植入种植体。

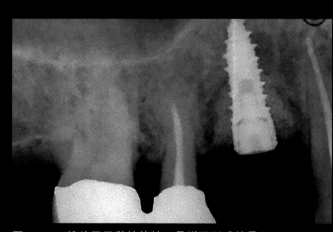

图1.30　X线片显示种植体植入骨增量形成的骨上。

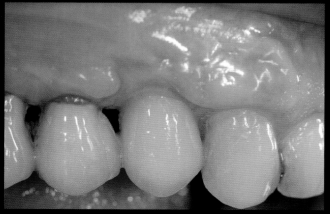

图1.31　种植体植入后1年最终修复情况。

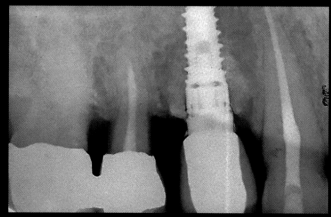

图1.32　X线片显示种植体植入后1年骨愈合情况。

推荐阅读

[1] Aghaloo TL, Moy PK. Which hard tissue augmentation techniques are the most successful in furnishing bony support for implant placement? Int J Oral Maxillofac Implants 2007;22:49-70.

[2] AlGhamdi AS, Shibly O, Ciancio SG. Osseous grafting part I: autografts and allografts for periodontal regeneration: a literature review. J Int Acad Periodontol 2010;12(2):34-38. Review.

[3] AlGhamdi AS, Shibly O, Ciancio SG. Osseous grafting part II: xenografts and alloplasts for periodontal regeneration: a literature review. J Int Acad Periodontol 2010;12(2):3944. Review.

[4] Baldini N, De Sanctis M, Ferrari M. Deproteinized bovine bone in periodontal and implant surgery. Dent Mater 2011;27(1):61-70.

[5] Barone A, Crespi R, Aldini NN et al. Maxillary sinus augmentation: histologic and histomorphometric analysis. Int J Oral Maxillofac Implants 2005;20:519-525.

[6] Calori GM, Mazza E, Colombo M, Ripamonti C. The use of bone-graft substitutes in large bone defects: any specific needs? Injury 2011;42 Suppl 2:56-63.

[7] Chappard C. Microarchitecture assessment of human trabecular bone: description of methods. Med Sci (Paris) 2012;28(12):1111-1115.

[8] Chen FM, Sun HH, Lu H, Yu Q. Stem cell delivery therapeutics for periodontal tissue regeneration. Biomaterials 2012;33(27):6320-6344.

[9] Clementini M, Morlupi A, Canullo L et al. Success rate of dental implants inserted in horizontal and vertical guided bone regenerated areas: a systematic review. Int J Oral Maxillofac Surg 2012;41(7):847-852.

[10] Del Fabbro M, Bortolin M, Taschieri S, Weinstein R. Is platelet concentrate advantageous for the surgical treatment of periodontal diseases? A systematic review and meta-analysis. J Periodontol 2011;82(8):1100-1111.

[11] Del Fabbro M, Testori T, Francetti L, Weinstein R. Systematic review of survival rates for implants placed in the grafted maxillary sinus. Int J Periodontics Restorative Dent 2004;24:565-578.

[12] Duraine G, Hu J, Athanasoiu K. Bioengineering in the oral cavity: insights from articular cartilage tissue engineering. Int J Oral Maxillofac Implants 2011;26 Suppl:11-19; discussion 20-24. Review.

[13] Feldmeier JJ. Hyperbaric oxygen therapy and delayed radiation injuries (soft tissue and bony necrosis): 2012 update. Undersea Hyperb Med 2012;39(6):1121-1139. Review.

[14] Grabowski G, Cornett CA. Bone graft and bone graft substitutes in spine surgery: current concepts and controversies. J Am Acad Orthop Surg 2013;21(1):51-60.

[15] Hammouche S, Khan W et al. Calcium salts bone regeneration scaffolds: a review article. Curr Stem Cell Res Ther 2012;7(5):336-346. Review.

[16] Hosalkar HS, Pandya NK, Cho RH et al. Intramedullary nailing of pediatric femoral shaft fracture. J Am Acad Orthop Surg 2011;19(8):472-481.

[17] Lu HH, Subramony SD, Boushell MK, Zhang X. Tissue engineering strategies for the regeneration of orthopedic interfaces. Ann Biomed Eng 2010;38(6):2142-2154.

[18] Mafi P, Hindocha S, Mafi R, Khan WS. Evaluation of biological protein-based collagen scaffolds in cartilage and musculoskeletal tissue engineering: a systematic review of the literature. Curr Stem Cell Res Ther 2012;7(4):302-309. Review.

[19] Meyer C, Camponovo T, Euvrard E, Chatelain B. Membranes in pre-implantation surgery. Rev Stomatol Chir Maxillofac 2012;113(4):212-230.

[20] Monaco E, Bionaz M, Hollister SJ, Wheeler MB. Strategies for regeneration of the bone using porcine adult adipose-derived mesenchymal stem cells. Theriogenology 2011;75(8):1381-1399.

[21] Mukerji SS, Parmar HA, Ibrahim M, Mukherji SK. Congenital malformations of the temporal bone. Neuroimaging Clin N Am 2011;21(3):603-619.

[22] Orsini G, Scarano A, Piattelli M et al. Histologic and ultrastructural analysis of regenerated bone in maxillary sinus augmentation using a porcine bone derived biomaterial. J Periodontol 2006;77:1984-1990.

[23] Ratcliffe A. The translation of product concept to bone products: a partnership of therapeutic effectiveness and commercialization. Tissue Eng Part B Rev 2011;17(6):443-447.

[24] Retzepi M, Donos N. Guided Bone Regeneration: biological principle and therapeutic applications. Clin Oral Implants Res 2010;21(6):567-576.

[25] Ruff CB, Garofalo E, Holmes MA. Interpreting skeletal growth in the past from a functional and physiological perspective. Am J Phys Anthropol 2013;150(1):29-37.

[26] Sedgley CM, Botero TM. Dental stem cells and their sources. Dent Clin North Am 2012 Jul;56(3):549-561.

[27] Tasoulis G, Yao SG, Fine JB. The maxillary sinus: challenges and treatments for implant placement. Compend Contin Educ Dent 2011;32(1):10-14, 16, 18-19; quiz 20, 34. Review.

[28] Wallace SS, Froum SJ. Effect of maxillary sinus augmentationon the survival of endosseous dental implants. A systematic review. Ann Periodontol 2003;8:328-343.

[29] Young E, Dabrowski M, Brelsford K. Osteoblastoma of the nasal septum. J Laryngol Otol 2011;125(10):1062-1066.

骨对骨替代物的反应
Bone Tissue Reactions to Bone Substitutes

Lars Sennerby, Ulf Nannmark

概论

牙齿缺失后随着牙槽窝的愈合和改建，牙槽骨的形态发生了变化，这可能影响种植修复重建过程。骨量不足可能影响种植体植入，甚至导致种植体植入位点欠佳，从而影响美学效果。因此，需要骨增量为种植体植入获得充足的骨量，并为覆盖黏膜提供足够的骨支持。很长一段时间，自体骨移植是骨增量的首选方式，严重骨吸收的全口无牙颌患者的骨重建和骨增量仍然采取这种方式。然而，现今骨替代物应用广泛，并且许多不同的材料已经在实验室和临床研究中进行了组织学评价。使用骨替代材料不用开辟第二术区取骨，是其最显著的优势，同时对于材料的获取也没有限制。但是，和种植体类似，并不是所有的骨替代材料都得到了充分的证明。骨替代材料长期甚至终生与患者的组织相互作用。因此，了解每种与骨和软组织接触的材料的性能是非常重要的。

本章的主要目的是探讨骨与多种生物材料结合的基本机制。同时，描述骨组织对多种材料的反应，尤其描述对胶原化猪骨替代物的反应。

骨愈合机制

骨形成/愈合受到局部和全身因素影响，这种影响主要发生在两个阶段：不成熟的编织骨形成阶段，骨改建和成熟阶段。在第一阶段不成熟的骨组织散在形成于缺损区域，其目的是迅速地充填连接缺损区/缺损间隙（图2.1a）。

在第二阶段不成熟的骨组织被高度有序的板层骨取代（图2.1b）。

膜内骨愈合早期包括血液凝固和纤维蛋白基质形成，其中来自邻近组织的原始细胞向其内迁移并分化成血管生成细胞。最初血凝块可作为早期细胞迁移的支架，其稳定性至关重要。血凝块的范围决定了骨形成和骨再生的可能区域。新形成的血管为来自邻近的骨组织和骨髓组织的原始间充质干细胞提供足够的条件，以便其迁移并分化成成骨细胞前体细胞和成骨细胞。成骨细胞合成胶原蛋白网，并逐渐将类骨质矿化成骨组织（图2.2）。

成骨细胞是不能发生迁移的固定细胞，因此需要新的间充质干细胞不断地汇集到损伤区域，并通过不同途径分化成成骨细胞。间充质干细胞在分化成成骨细胞的同时，也会分化成成纤维细胞或成软骨细胞，而后两者在膜内成骨过程中是

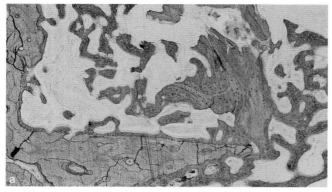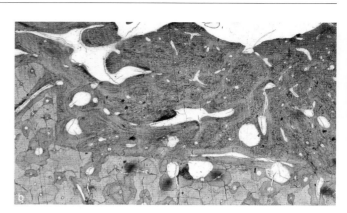

图2.1　a）不成熟骨形成的第一阶段；b）有序的板层骨。

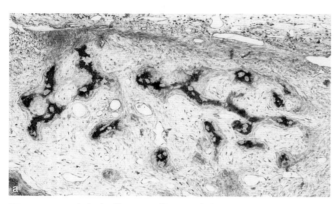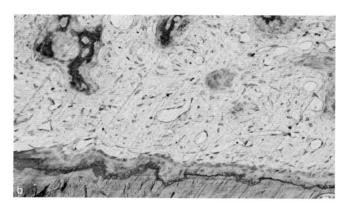

图2.2　a、b）组织学显示早期骨形成类似孤立岛存在于肉芽组织和骨表面。最终，成骨细胞困于骨内成为骨细胞。

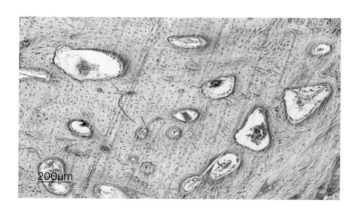

图2.3　骨改建过程包括骨吸收和骨形成，是通过所谓的骨代谢单位（BMUs）进行的。

不利因素。破骨细胞发生骨吸收的作用通常先于骨形成。同时，多种炎症细胞和巨噬细胞在早期的骨愈合阶段参与了坏死组织和碎屑的清理。

通过上述方式，不成熟的编织骨被有序的板层骨取代，皮质骨内的板层骨形成了次级骨单位（图2.3）。松质骨内原来的骨小梁外加式生长形成新的板层骨。笔者认为最初的骨形成发生在3～4个月，随后是长达12个月的骨改建期。但是笔者也表示该时间范围很大可能会根据缺损大小而变化。

自体骨移植的愈合

从供区获取的游离骨块导致骨块内微循环的中断和细胞死亡。因此，移植骨块本身不能启动新的骨形成。骨块与受区的结合过程完全取决于局部因素，例如来自受区邻近组织的营养、细胞迁移和血运重建。然而，自体骨组织可能含有趋化性炎症介质、生长因子和其他可促进愈合的成分，这是自体骨组织于骨替代材料间最大的不同。

根据上述的骨愈合机制，外科创伤引起受区的修复过程。在骨形成和骨改建之前需要进行血运重建，这是游离骨块需要较长愈合时间的原因。普遍认为，受区的骨组织是血管生成的主要来源。由于皮质骨和松质骨组织形态上的不同，两者的血管重建过程也存在差异。这种差异是由于松质骨的血管生成发生在骨小梁之间或沿着骨小梁发生，而在皮质骨内血流重建发生前，需要破骨细胞发挥活性。

合并多种骨替代物

不需要开辟第二术区取骨是使用骨替代材料的显著优势。大量商业化的生物合成骨替代材料已应用于临床，并在临床中通过活体组织学进行了评价。学者们通过动物实验和人的活体组织学研究认为，具有生物相容性的最可靠的骨替代材料是通过骨引导发生的骨合成，例如，骨形成直接发生在骨替代物的基底表面（图2.4～图2.8）。

在上颌骨重度吸收的病例中，使用新鲜冷冻的同种异体骨行外置法植骨（Onlay植骨），并进行活体组织学检查显示骨的凝聚特性，并没有发现任何不良的组织学反应迹象（图2.9）。

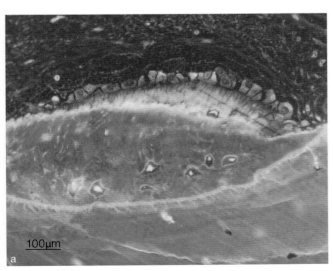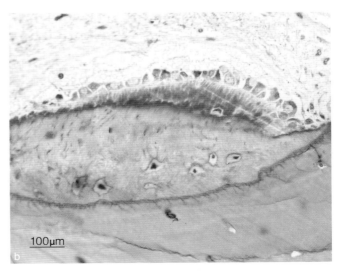

图2.4　a、b）牛羟基磷灰石（BHA）颗粒表面覆盖新骨、类骨质和成骨细胞层，表明有进行性骨形成。

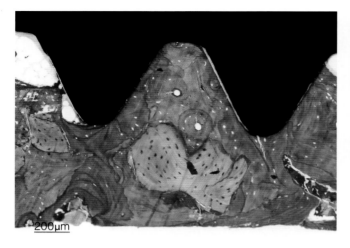

200μm

图2.5　BHA颗粒与新形成骨完全结合。

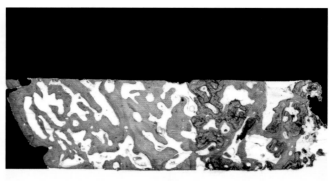

1mm

图2.6　上颌窦内植入合成的羟基磷灰石（HA）颗粒6个月后的活体组织切片。切片左侧显示上颌窦底余留牙槽骨，切片右侧显示HA颗粒和新骨。

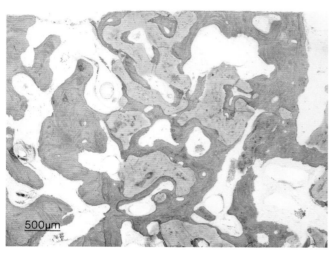

500μm

图2.7　高倍显微镜下显示植入颗粒直接与新骨接触结合。新形成未完全成熟的骨可通过略深的染色与原始牙槽骨相区别。

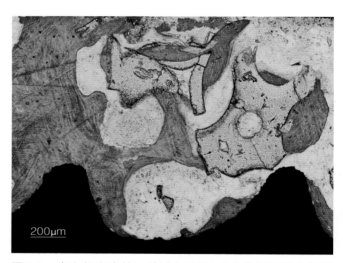

200μm

图2.8　在上颌窦内植入磷酸钙和HA混合物同期植入种植体，8个月后的活体组织切片。可见种植体和植入颗粒表面有新骨形成。

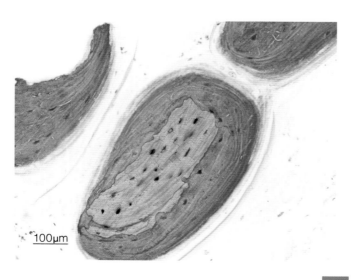

100μm

图2.9　新鲜冷冻同种异体骨的活体组织切片显示表面有新骨形成。

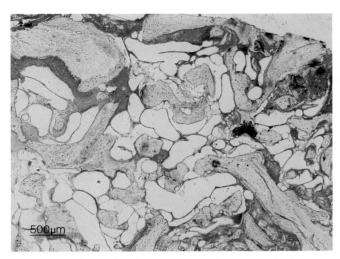

图2.10　移植材料植入上颌窦内1年后的光学显微切片。颗粒被纤维组织和脂肪组织包绕，未见新骨形成迹象。

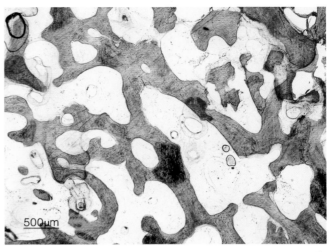

图2.11　对照样本：自体骨颗粒进行上颌窦骨增量显示正常的骨形态。

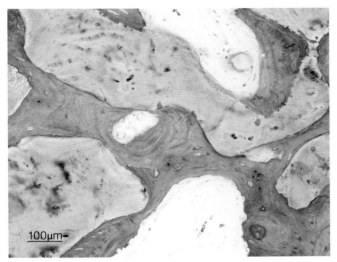

图2.12　羟基磷灰石与新形成骨形成良好的结合，但是表面未见破骨细胞。

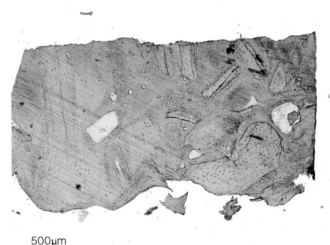

图2.13　BHA植入患者上颌窦3年后的活体组织切片。大量的颗粒与致密板层骨结合，但颗粒内未见次级骨单位吸收和形成的迹象。

有些材料也显示了不利的和不典型的组织学反应（图2.10和图2.11）。

不同材料的可吸收性存在差异，即骨重建过程中材料是否能够被破骨细胞吸收作为骨重建过程中的一部分。显然，在我们的样本中研究的BHA和HA没有显示任何持续吸收的迹象，即某种意义上说该材料将被新形成的骨完全替代（图2.12和图2.13）。

相反，硫酸钙（石膏）在植入之后似乎能够被迅速吸收/溶解。

在上颌窦内植入硫酸钙后6个月的活体组织学检查可见骨形成聚集，不见硫酸钙材料（图2.14）。

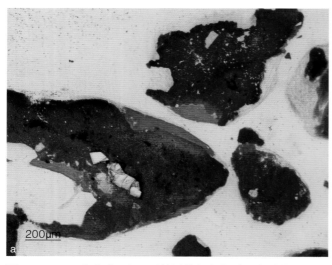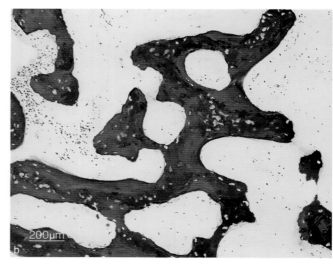

图2.14　a、b）愈合6个月后的活体组织切片，新的骨小梁形成，但是未见硫酸钙。然而，在骨小梁的中央见大量的骨陷窝，这可能说明部分硫酸钙材料存留。

猪源性骨替代物的组织学反应

　　猪来源的骨替代材料已经被评估。在种植体植入前，Barone等（2012）在18位患者上颌窦内植骨，比较了完全植入自体骨与植入自体骨和猪骨混合物（1∶1）的效果。在5个月后植入种植体时进行了活体组织学检查，发现两者间无显著性差异，同时研究发现猪骨颗粒存在吸收迹象。Orsini及其同事（2006）通过光学显微镜和透射电镜（TEM）观察上颌窦内植入猪皮质骨的活体组织，发现猪骨具有良好的生物相容性。TEM显示猪骨颗粒与新骨间紧密接触，但猪骨颗粒未显示出进行性吸收的迹象。这说明非胶原骨替代物已经被应用，并且可能对破骨细胞的骨吸收作用有一定影响。

　　Nannmark和Sennerby（2008）在兔的模型中对预水化胶原化猪骨（PCPB）移植物进行了研究。在上颌制作5mm×8mm×3mm的双侧骨缺损部位，分别填入PCPB+胶原凝胶（实验侧）或者只填入PCPB（对照侧），随后覆盖胶原膜。术后2周、4周、8周时处死动物进行组织形态学检测，发现对照侧和实验侧并无显著性差异。两组均显示植入颗粒上存在典型的成骨细胞带，并直接在颗粒上成骨。

　　两者的成骨面积均随着时间的增加而增加（2～8周），分别从16.2%（对照侧）和19.2%（实验侧）增加到42.7%（对照侧）和43.8%（实验侧）。不管是否与胶原凝胶混合，PCPB均被破骨细胞吸收，且颗粒内发生部分的骨改建。通过形态测量分析，PCPB面积分别从2周的19.4%（对照侧）和23.8%（实验侧）减少到8周的3.7%（对照侧）和9.3%（实验侧）。该研究明确显示PCPB具有骨引导特性，且吸收具有时间依赖性（图2.15～图2.18）。

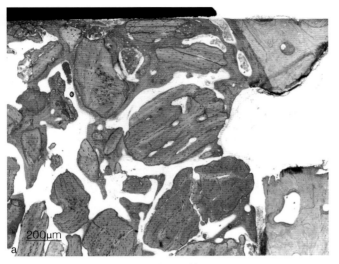
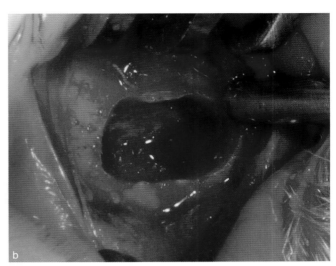

图2.15　a、b）兔上颌骨制作的骨缺损。

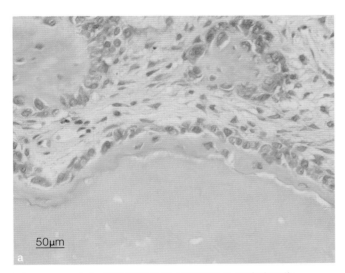
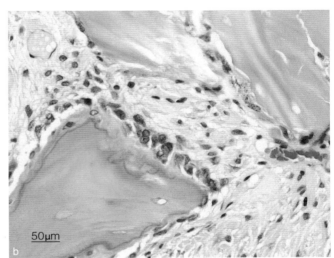

图2.16　a、b）高倍镜下生物材料颗粒的骨改建图像。

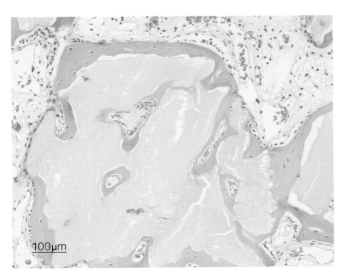
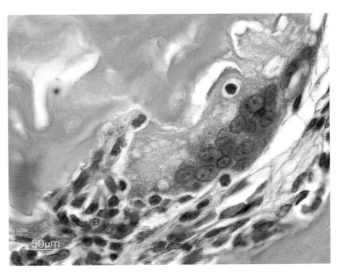

图2.17　低倍镜下PCPB颗粒被新形成骨包围。　　图2.18　实验缺损区见破骨细胞。

破骨细胞的吸收机制尚未完全阐明。胶原的存在可能诱发破骨细胞黏附到材料表面。破骨细胞通过整合素与某些蛋白发生连接，例如骨桥蛋白，该蛋白可能在黏附及随后的骨吸收中发挥重要作用。18位患者上颌窦内植入猪骨5个月后行活体组织学检查，其骨吸收的结果与Nannmark和Sennerby的发现一致。Pagliani等（2012）也从临床活体组织学方面评价了PCPB的吸收。用PCPB和屏障膜对19位患者进行了水平向骨增量与骨缺损愈合，或进行了上颌窦内骨增量。同期或者植骨术后5～7个月植入34颗种植体。在种植体植入及基台连接时进行稳定性测量，在基台连接时及负载1年以上后对其进行X线检查。在再次手术时给予活体组织学检查。除了一个手术以外，其他均获得了成功（94.7%）。没有获得成功的手术是因为上颌窦内植入的骨量不足以行种植体植入。34颗种植体中1颗失败，种植体1年后存留率为97.1%。种植体稳定性测量显示，植入时种植体稳定系数（ISQ）值平均为71.9±7.7，基台连接时ISQ值为75.3±6.8。基台连接时的ISQ值明显高于种植体植入时，两者间具有显著性差异（P=0.03）。1年内平均骨丧失（0.5±0.7）mm。组织学显示在猪骨表面有新骨形成，且植入的骨颗粒间及骨颗粒与原始骨间通过新骨形成了连接。骨颗粒内扇形的骨吸收陷窝和新骨质的存在表明，颗粒内有进行性的骨吸收/骨改建（图2.19）。组织形态学分析显示，总体样本面积平均由（56.5±15.7）%的矿化组织组成，其中PCPB颗粒占矿化组织面积的（24.8±13.9）%。

Slotte和Nannmark进行了一项临床研究，该研究用PCPB骨块对牙槽嵴菲薄的患者进行骨增量，在骨增量后6个月行种植体植入术。用于骨增量的骨块由皮质骨和松质骨两部分组成，在植入骨块的早期阶段皮质骨部分稳定，松质骨部分发现有骨和新生血管的长入。经过6个月的愈合，在种植体植入时取活体组织学检查发现，骨块内有新骨和血管形成。然而，该研究在部分患者的第二次活体组织学检查时发现，皮质骨部分要血管化需要额外的3～4个月的愈合时间（图2.20和图2.21）。

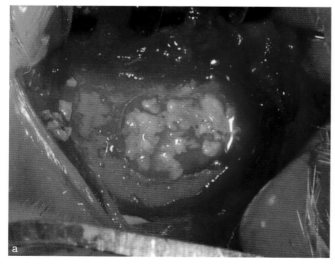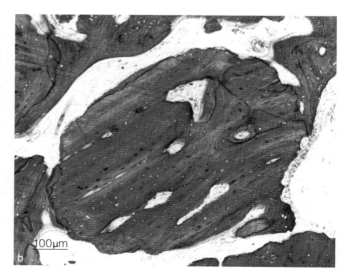

图2.19　a、b）低倍和高倍镜下见骨/生物材料的改建。

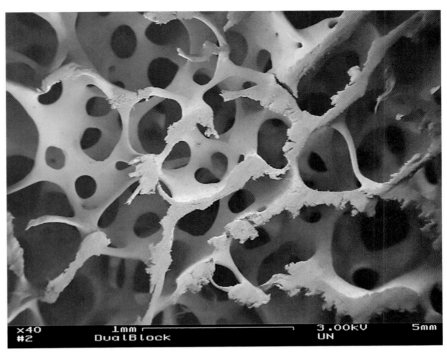

图2.20　扫描电镜下复合骨块松质骨部分的图像。

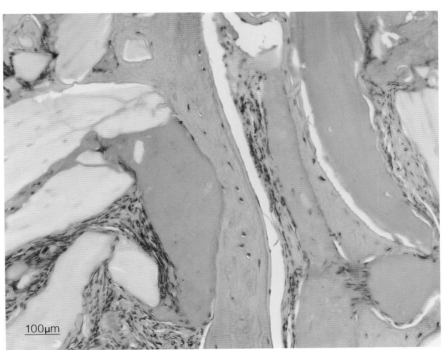

图2.21　愈合6个月后的活体组织切片可见新骨和血管形成。

结论

　　大量的不同种生物材料作为移植物被广泛应用，但要达到共识需要进一步的研究。关于可吸收材料是否合适的争论可能还会继续，尤其当增量区需要进行种植时（图2.22）。

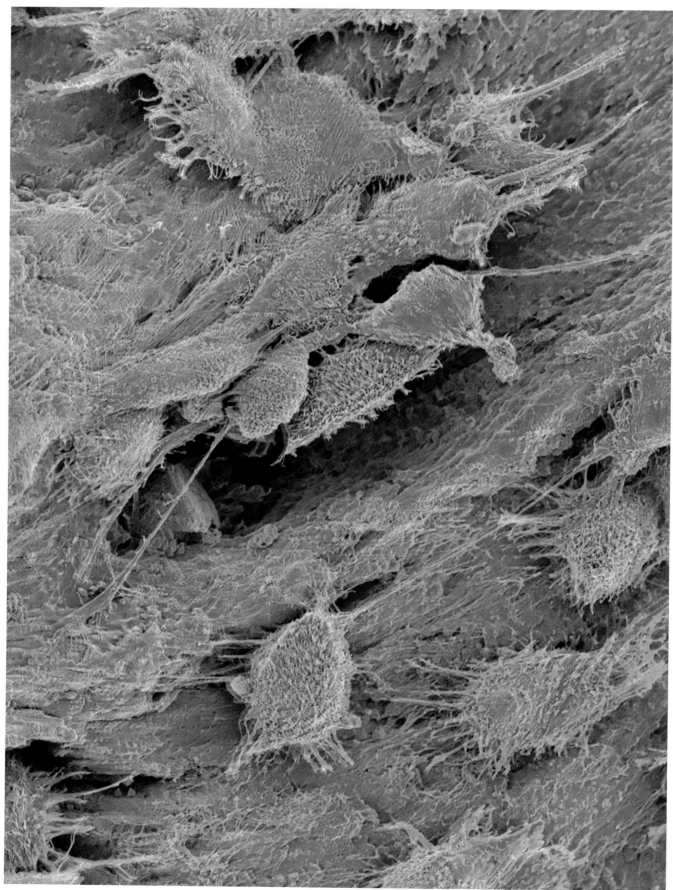

图2.22 在PCPB颗粒上培养数天后人成骨细胞示意图。需佩戴3D眼镜观看。

推荐阅读

[1] Barone A, Ricci M, Covani U et al. Maxillary sinus augmentation using prehydrated corticocancellous porcine bone: histomorphometric evaluation after 6 months. Clin Implant Dent Relat Res 2012;14:373-379.

[2] Dasmah A, Hallman M, Sennerby L, Rasmusson L. A clinical and histological case series study on calcium sulfate for maxillary sinus floor augmentation and delayed placement of dental implants. Clin Implant Dent Relat Res 2012;14:259-265.

[3] Hallman M, Cederlund A, Lindskog S et al. A clinical histologic study of bovine hydroxyapatite in combination with autogenous bone and fibrin glue for maxillary sinus floor augmentation. Results after 6 to 8 months of healing. Clin Oral Implants Res 2001;12:135-143.

[4] Hallman M, Lundgren S, Sennerby L. Histologic analysis of clinical biopsies taken 6 months and 3 years after maxillary sinus floor augmentation with 80% bovine hydroxyapatite and 20% autogenous bone mixed with fibrin glue. Clin Implant Dent Relat Res 2001;3(2):87-96.

[5] Holmquist P, Dasmah A, Sennerby L, Hallman M. A new technique for reconstruction of the atrophied narrow alveolar crest in the maxilla using morselized impacted bone allograft and later placement of dental implants. Clin Implant Dent Relat Res 2008;10:86-92.

[6] Jensen OT, Sennerby L. Histologic analysis of clinically retrieved titanium microimplants placed in conjunction with maxillary sinus floor augmentation. Int J Oral Maxillofac Implants 1998;13:513-521.

[7] Lindgren C, Hallman M, Sennerby L, Sammons R. Back-scattered electron imaging and elemental analysis of retrieved bone tissue following sinus augmentation with deproteinized bovine bone or biphasic calcium phosphate. Clin Oral Implants Res 2010;21:924-930.

[8] Nannmark U, Sennerby L. The bone tissue responses to prehydrated and collagenated cortico-cancellous porcine bone grafts: a study in rabbit maxillary defects. Clin Implant Dent Relat Res 2008;10:264-270.

[9] Orsini G, Scarano A, Piattelli M et al. Histologic and ultrastructural analysis of regenerated bone in maxillary sinus augmentation using a porcine bone-derived biomaterial. J Periodontol 2006;77:1984-1990.

[10] Pagliani L, Andersson P, Lanza M et al. A collagenated porcine bone substitute for augmentation at Neoss implant sites: a prospective 1-year multicenter case series study with histology. Clin Implant Dent Relat Res 2012;14:746-758.

牙周组织再生
Periodontal Regeneration

Roberto Rossi, Maria Gabriella Grusovin, Tobias Thalmair, Hannes Wachtel

背景

正常健康牙周组织的牙槽嵴顶形态为波浪形，其在牙齿邻面高于唇舌侧而形成凸向冠方的骨峰。牙槽嵴顶的形态依从于牙齿的解剖形态，颈缘线与釉牙骨质界一致。

因为菌斑生物膜和牙石更容易聚积在牙齿邻面，所以牙周病发生时，炎症过程通常从牙间区域开始。

在磨牙区，牙周病的早期骨破坏会使两牙之间的牙槽骨形成凹坑状的形态；随着疾病的进展，再加上咬合力的作用，会形成不同形态和解剖结构的病损。

1958年，Goldman和Cohen按照骨壁的数量将源于牙周病的骨缺损进行了分类：

Ⅰ. 三壁骨缺损（图3.1）。

Ⅱ. 二壁骨缺损（图3.2）。

Ⅲ. 一壁骨缺损（图3.3）。

Ⅳ. 联合骨缺损（图3.4）。

目前，医生可以通过应用锥形束CT等3D检测技术，辅助诊断及理解这些病损的实际解剖结构，从而做出合理的诊断及治疗计划。解剖结构与牙周病骨下缺损的发展具有相关性。牙槽骨中牙齿的形状和位置与细菌感染因素共同作用，可形成不同形态的骨缺损。

牙根的解剖形态直接影响到骨下缺损的发展及治疗方法的选择。

根面的凹陷形态往往影响患者进行有效的清洁，也给医生进行恰当的修复或充填治疗造成困难。

有大量的牙周文献对骨下缺损的位点和形态进行了研究。Manson和Nicholson（1974）对接受外科手术去除牙周袋的慢性牙周炎患者进行了评估，并且记录了骨缺损的位点。该研究评估了176个骨缺损位点：111个在上颌，65个在下颌。其中，骨下缺损在上颌为35.2%、在下颌为62%，大部分缺损发生在后牙区。最近的研究发现，在51位患者的135个骨下缺损中，17个缺损发生在没有邻牙的情况下。他们认为，统计表明骨下缺损在下颌更多见，而且近中比远中多见。

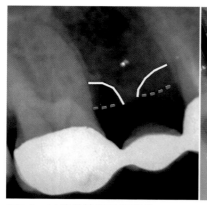
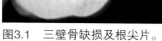

图3.1 三壁骨缺损及根尖片。

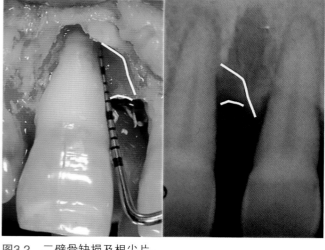

图3.2 二壁骨缺损及根尖片。

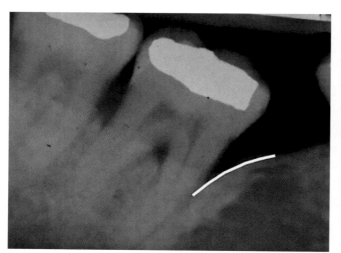

图3.3 一壁骨缺损。

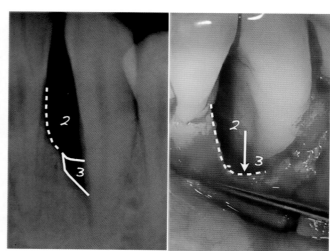

图3.4 二壁、三壁联合骨缺损。

骨下缺损的治疗方法

对于骨下缺损，有很多不同的治疗方案：

1. 切除性骨手术。

2. 翻瓣清创术。

3. 引导组织再生和组织工程技术。

   - 可吸收膜（图3.5～图3.7）。

   - 不可吸收膜。

   - 釉质基质衍生物。

   - 含或不含生长因子的骨替代材料。

4. 牙切除术（截根术或牙半切术）。

5. 牙拔除术。

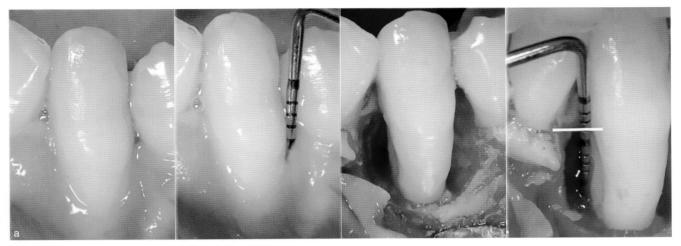

图3.5　a）深的骨下袋需要用膜保护血凝块及生物材料。

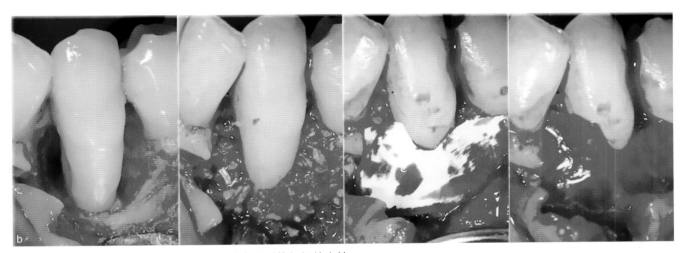

图3.5（续）　b）植骨材料提供对牙齿的稳定和对软组织的支持。

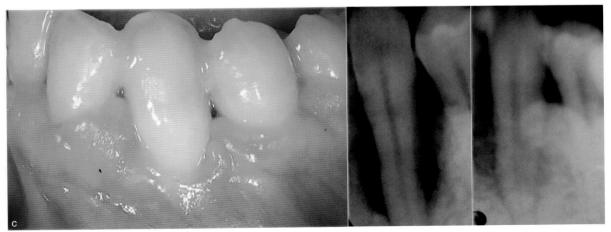

图3.5（续）　c）愈合后显示了牙周组织的再生及软组织的适应性生长。

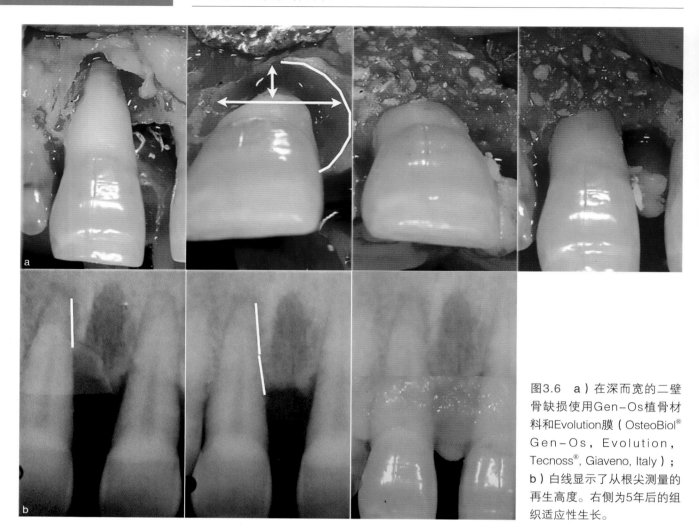

图3.6 a）在深而宽的二壁骨缺损使用Gen-Os植骨材料和Evolution膜（OsteoBiol® Gen-Os，Evolution，Tecnoss®, Giaveno, Italy）；b）白线显示了从根尖测量的再生高度。右侧为5年后的组织适应性生长。

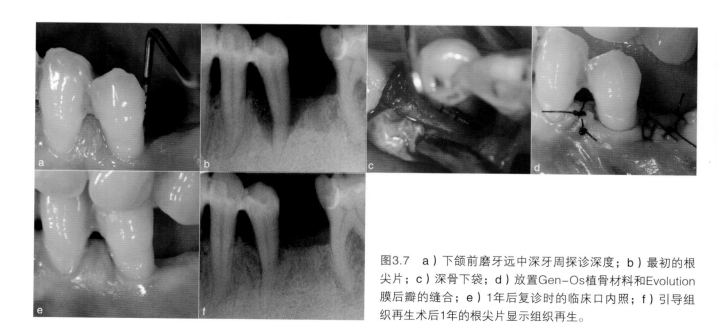

图3.7 a）下颌前磨牙远中深牙周探诊深度；b）最初的根尖片；c）深骨下袋；d）放置Gen-Os植骨材料和Evolution膜后瓣的缝合；e）1年后复诊时的临床口内照；f）引导组织再生术后1年的根尖片显示组织再生。

本章主要讲述牙周组织再生术：

- 牙周再生的目的是恢复已经失去的牙周组织。理想的愈合过程应阻止上皮细胞、牙龈结缔组织和骨细胞接触牙根，仅允许牙周组织在原病损区再生。要取得好的临床效果，血凝块空间的维持、血凝块的稳定性和无菌的环境是至关重要的。因此，找到适当的空间维持材料或者增强材料的再生潜力是目前的研究重点。
- 最大限度保护血凝块及其稳定性的外科方法。

牙周再生材料

用于再生技术的材料可以分为：用于引导组织再生（GTR）技术所用的膜；可单独或联合使用的促进创伤愈合的调节因子［重组人血小板衍生生长因子–BB（rhPDGF–BB）；富血小板血浆（PRP）；釉质基质衍生物（EMD）；肽15（P–15）］。GTR技术是通过在牙根周围放置可吸收或不可吸收膜来阻挡上皮长入，保护血凝块，从而引导牙周组织和骨组织再生。

在植骨程序中，骨缺损可以用自体骨、同种异体骨或人工合成骨（如羟基磷灰石）及异种骨进行填充（图3.8和图3.9）。

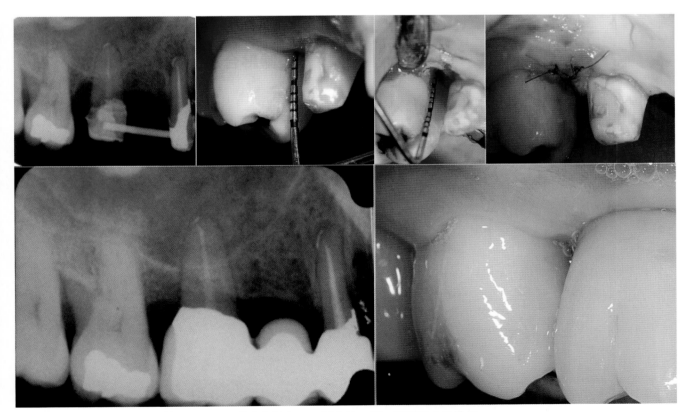

图3.8　使用Gen–Os植骨材料和Evolution膜治疗根尖3mm以上的二壁、三壁联合骨缺损。

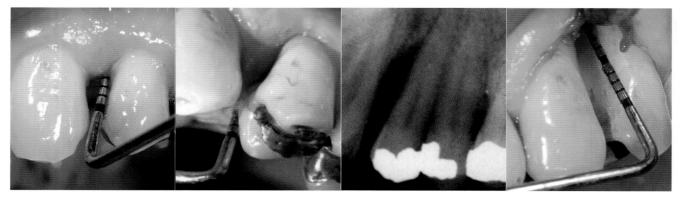

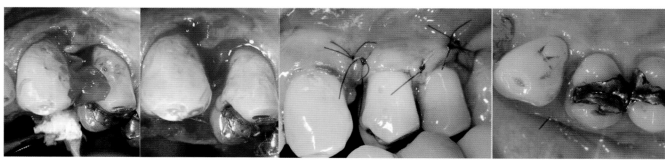

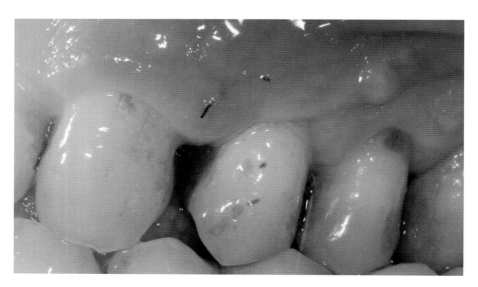

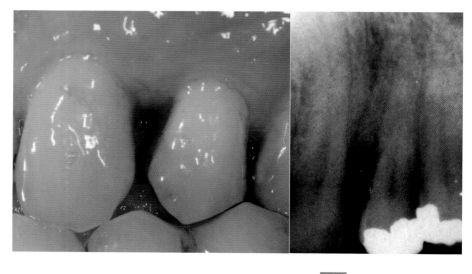

图3.9　上颌第一前磨牙，最初有11mm的骨下袋，为一壁骨缺损。1年后复诊显示Gen-Os和Evolution膜的良好治疗效果。

GTR和植骨的目的都是选择性地阻止上皮细胞进入，并维持血凝块的空间，从而促进牙周组织再生。植骨材料可能也具有骨传导和骨引导性能。而EMD则有引导牙周附着的作用，这与成釉蛋白在牙齿形成时的作用类似。

人体组织学已证实，这些技术都可以实现牙周组织的再附着，应用不同技术的实验都取得了很好的临床效果。明确角形骨缺损最好的再生方法，只能通过随机对照实验，将某种技术与翻瓣清创术对比，并且将不同技术再进行对比。

一篇基于随机对照实验的Cochrane综述得出结论：相比于翻瓣去袋术，GTR技术可以多获得1.22mm（95%CI：0.53~1.88）的再附着，牙周袋的深度减少1.21mm（95%CI：0.53~1.88），而牙龈退缩也减少了0.26mm（95%CI：0.08~0.43）。但需要注意的是，不同研究所得到的结果具有很大的差异。然而，评价这些结果时应该考虑到，一些临床研究里使用的不可吸收膜目前已经不再使用了。有两篇综述显示，探诊深度在使用植骨技术比翻瓣去袋术后改善得更多。但是其中一篇的结论为植骨材料的种类对结果有影响，而另一篇则认为没有影响。因为方法学不同，而且在单一研究中得出了有显著性差异的结论，因此这两篇综述的结果应该仔细评估。

最近的两篇系统性综述对EMD的有效性进行了阐述。相比于对照组使用的CFD、EDTA或安慰剂，使用EMD可以额外获得1.1mm和1.3mm的附着水平（CAL）以及0.9mm牙周袋深度的减少。如果仅纳入低偏见风险的研究，对应的CAL则减少到0.6mm和0.83mm；PPD减少到0.6mm和0.78mm。这些综述应用了不同的方法，但是都强调了研究之间的差异性，研究结果的解释要谨慎。

总而言之，关于牙周组织再生的系统性综述指出，与翻瓣清创术比较，牙周再生技术可以少量恢复牙周附着，减少探诊深度，但是不同的研究得出的结论具有很大的差异性。比如，一个研究对于一种技术的有效性的研究结果并没有被其他研究认可。不同的参数对研究结果是有影响的。在一个多中心的研究中，不同的研究中心的数据差异（−2.6mm，SD 0.6）比使用不同方法的差异（EMD与OFD：0.6mm，SD 0.2）还大。这可能与操作者的操作技术及患者的个体差异性有关，或者因评估者知情而导致的测量差异有关。

外科方法

翻瓣技术的改良旨在获得创口的初期关闭，这是牙周再生非常重要的因素之一。当完整的创口边缘可以在无张力下密切接触时创口就可以初期关闭。在这种情况下，纤维和血管及上皮快速长入，5天内可关闭伤口。

创口边缘的密切接触可以使需要被肉芽组织代替的组织量最小化。同时，消除坏死和细菌感染组织的炎症反应也很轻微。手术部位创口关闭后，马上就建立了一个封闭无菌的环境。龈乳头保存术可以获得更好的创伤愈合和再生效果。

应用改良微创外科技术，或结合使用EMD，或同时结合EMD及异种骨，或联合移植材料及膜来稳定血凝块并保持再生空间，这几种方法可以取得相似的临床效果。

显微外科技术需要精确、轻柔地处理软硬组织，仔细认真的清创以及无张力缝合。应用不同的植骨材料及显微外科技术，可以使92%以上的创口在整个愈合期间达到初期关闭。使用放大镜和头灯的优势之一就是视野更清晰、对手术器械的控制更精准，从而可以减小翻瓣范围。

这对于外科手术、愈合过程及患者对治疗过程的感受有几个潜在的优势：手术可以更微创、更节省时间、对环境要求更低；由于瓣的活动性降低，提高了创口的稳定性，从而有利于创口愈合；由于创伤小而减轻了患者术中和术后的不适，使患者受益。

影响临床效果的因素

在临床中，再生手术的临床效果取决于很多影响愈合的因素，比如解剖及一些患者相关的因素。

病损的解剖特点

应该考虑以下解剖因素：

- **病损的骨壁数目**：对于牙周再生、缺损充填以及牙龈退缩来说，一壁或二壁的骨下缺损仍具有挑战性。对于缺乏支撑的大范围缺损，推荐使用具有成形作用的不可吸收膜。但膜的暴露是常见的并发症，影响临床效果。不可吸收膜的另一个缺点是需要二次手术将膜取出。一种源于猪皮质骨的长效生物可吸收膜（OsteoBiol® Lamina，Tecnoss®，Giaveno，Italy）可以用来重建骨下缺损已丧失的骨壁，目的是将一壁或二壁骨缺损变成三壁骨缺损（图3.10）。
- **骨下缺损在放射线片上的角度**（角度越锐，效果越好）。
- **PPD**（深部病损的再生潜力更大）。
- **骨下缺损的深度**（浅的骨缺损因为不能很好地容纳血凝块而再生潜力小）。黏骨膜瓣下方的可用空间限制了再生组织的量。因此，空间的量和血凝块的稳定在很大程度上影响了愈合过程。

深而窄的骨下缺损比浅而宽的骨缺损更利于牙周再生。因而三壁骨缺损较一壁和二壁骨缺损更具有优势。

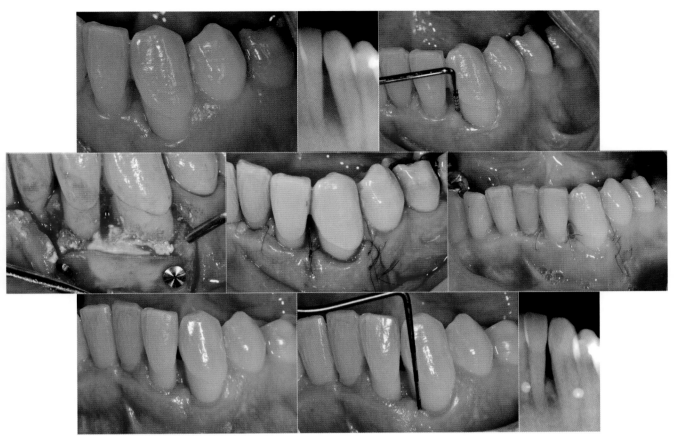

图3.10　使用Gen-Os和不可吸收的膜钉固定的Cortical Lamina膜治疗10mm的二壁骨缺损。愈合后1年的探诊深度为2mm。

对于开放型骨缺损（二壁或一壁骨下缺损），覆盖在其上的黏骨膜瓣的塌陷不可避免，因此使细胞再生的空间变小，进一步影响牙周再生。临床医生解决这个问题的方法之一是使用屏障膜或者骨移植材料等支撑材料。一个限制软组织塌陷、维持空间的方法就是联合使用EMD和骨移植材料。这样做是因为这种组合可能结合了EMD的生物属性和移植材料的支撑性。比较联合使用EMD和植骨材料及单独使用EMD的临床对照实验的结果具有争议性。对于附着水平的改善、探诊深度减少或骨缺损的充填等指标，没有证据表明哪种方法更有优势。缺损残留骨壁的数目对于有移植物支撑的可吸收生物膜没有影响。

评估联合使用屏障膜和移植材料治疗开放型骨下缺损的临床研究表明，这种治疗方法较单独使用屏障膜具有更好的临床效果。

联合使用屏障膜和移植材料还有其他的优势，比如改善血凝块的稳定性、更少的牙龈退缩、更多的骨缺损充填以及获得更多的牙周附着。

当治疗大范围的开放型缺损时，联合使用EMD和骨移植材料是因为移植材料可以在术后更好地支撑软组织，从而减少牙龈退缩（参见病例）。

侵袭性牙周炎治疗一例

患者初诊时26岁，2006年由她的全科牙医推荐到专科诊所。无全身病史。临床评估显示上颌尖牙至磨牙牙龈退缩。

软组织有轻微的牙龈炎但颜色质地正常（图3.11）。

X线片检查显示上颌牙弓大部分牙齿广泛骨缺损，下颌磨牙深牙周袋。牙周袋探诊为2~8mm。该病例诊断为广泛型侵袭性牙周炎（图3.12）。

在局部麻醉下按象限行刮治和根面平整的最初治疗后，许多位点显示有残留的探诊深度以及探诊出血。然后继续给患者做牙周再生手术治疗。在第一象限，所有牙齿都接受了治疗。16与17之间的骨下缺损深度为7mm，13与14之间为5mm。所有缺损进行了彻底清创、根面平整并用EDTA处理，然后植

入Gen-Os。对骨下缺损植骨后，再加入一些生物材料来恢复缺损前的解剖形态，并覆盖Evolution膜以保护植入物（图3.13）。

然后用双悬吊缝合将瓣严密关闭，这样可以使软组织冠向复位，为再生创造更多的时间和空间。根尖片显示了缺损植骨前后的影像（图3.14）。

第二象限的垂直向骨缺损情况更严重，两牙间垂直骨高度降低至少4~5mm（图3.15）。尤其在26有早期颊侧和远中的根分叉病变。考虑到患者为年轻患者，患牙为活髓牙，所以用引导组织再生术保守治疗（暂时避免了另一种可能的治疗方法——远中根切除）（图3.16）。

GTR治疗后，临床上可见组织呈现粉红色，根尖片显示骨缺损处的骨改建（图3.17）。36与37之

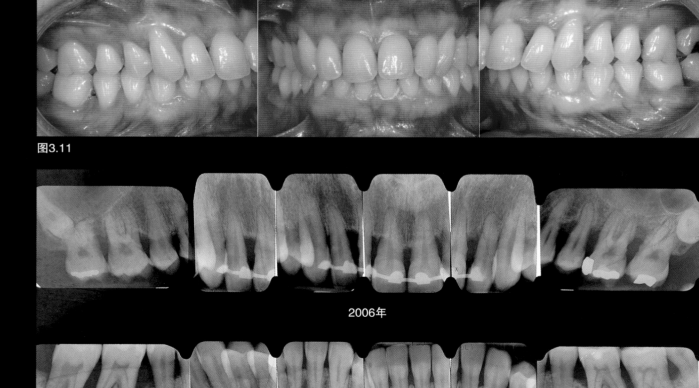

图3.11

2006年

图3.12

间有8mm的袋深，邻面有严重的骨缺损。

GTR术后，可见之前到根尖的骨缺损获得了非常好的再附着（图3.18）。在图3.19中，可以看到术前和术后3个月软组织水平的比较。7年后的随访（图3.20）显示了修复后稳定的软组织。牙间龈乳头存在，没有"黑三角"。在支持疗法的帮助下，

现在这位32岁的年轻女性获得了很好的软硬组织的整合。治疗7年后的X线片也显示所有的牙齿都不需要夹板治疗，骨水平有了明显的改善。现在26牙根分叉的颊侧及远中都有骨，并且保持了牙髓活力，再生治疗后没有牙齿需要做根管治疗（图3.21）。

只要患者坚持目前的定期随访，预后是稳定的。

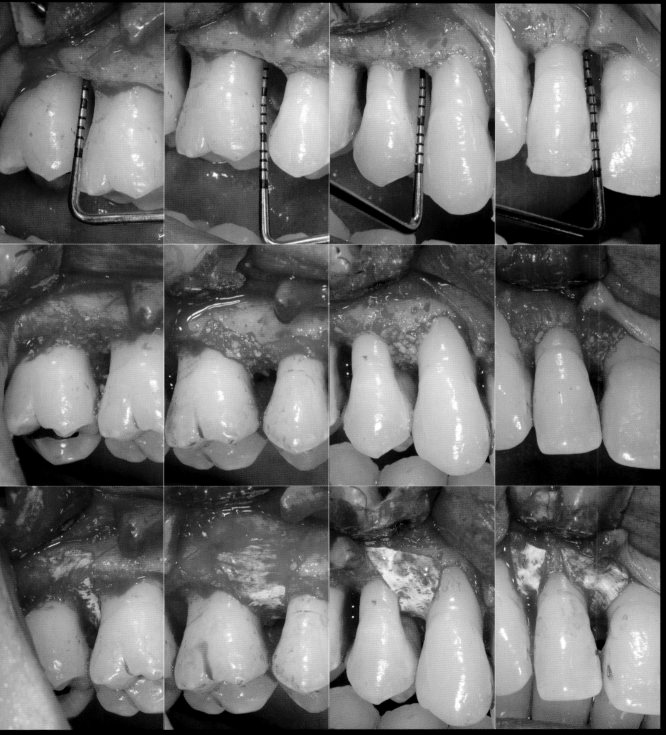

图3.13

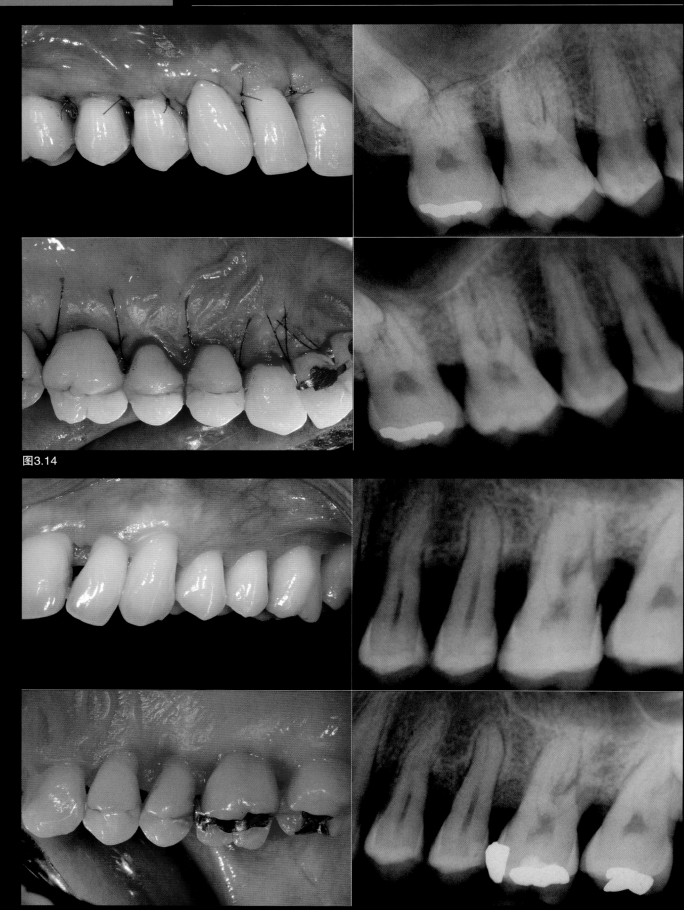

图3.14

图3.15

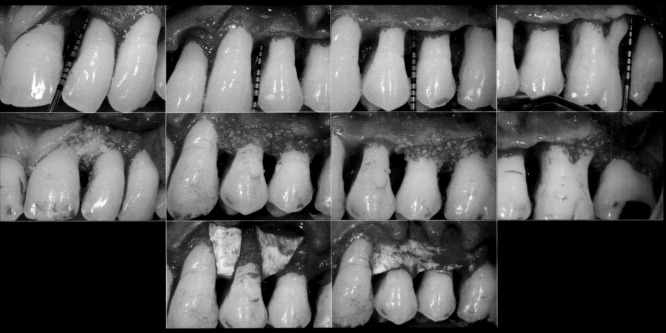

图3.16

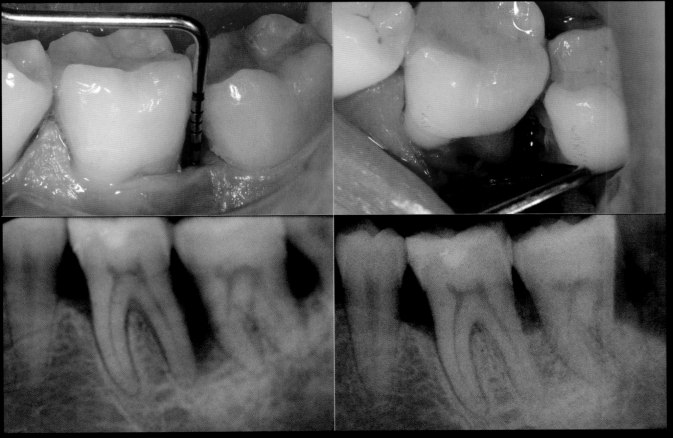

图3.17

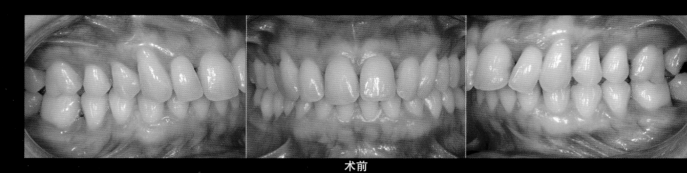

术前

图3.18

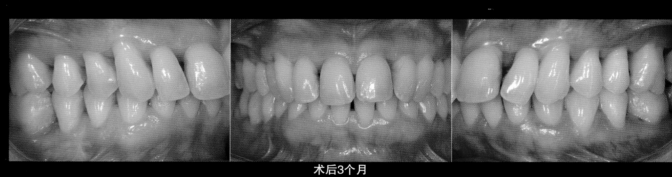

术后3个月

图3.19

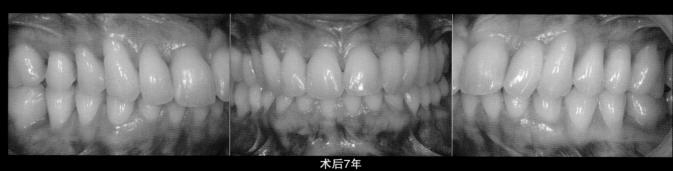

术后7年

图3.20

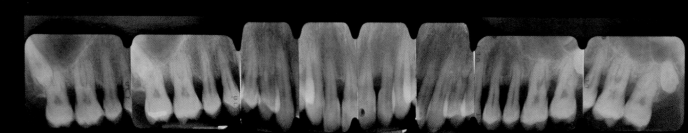

最后，这个病例非常重要的一点是咬合评估。骨下缺损的发生往往和不良咬合有关，忽略这一点会导致治疗的失败。具有骨下缺损的患牙如果有进行性松动，应在夹板固定并且调整咬合后再行牙周再生治疗。

患者相关因素

应对具有骨下缺损的患者进行年龄、吸烟习惯和基因评估。再生治疗成功的关键因素之一是患者具有强烈的治疗愿望及良好的口腔卫生。菌斑指数和出血指数高于20%的患者通常不纳入再生治疗范围。患者理解术后维护对治疗效果的重要性也是非常重要的。接受治疗的患者具有好的依从性是黄金法则之一。重度吸烟患者（每天超过20支）及菌斑和出血指数在20%以上的患者只能在复诊中接受维持治疗。只有当他们的依从性达到要求时才能接受手术治疗。

并发症的发生通常与瓣的处理（裂开、膜暴露及污染）不当、缝合技术不佳（创口封闭差、植入材料暴露及流失）及术后维护不到位造成术后感染有关。

术者对GTR基本原则的了解、植骨材料的正确使用及恰当的手术方案再加上前面提到的患者口腔卫生良好、治疗愿望强烈这些因素，才有助于避免上述并发症的发生。

临床建议

患者选择
- 口腔卫生良好（菌斑指数和牙龈指数小于20%）。
- 吸烟习惯：重度吸烟者相对禁忌。
- 随访依从性。

微创/显微外科方法：关键因素是血凝块的稳定。

缺损分析
- 一壁/二壁骨缺损。目的：稳定血凝块；使用生物材料和/或使用可吸收膜。
- 三壁骨缺损。目的：评估使用生物材料、EMD及可吸收膜的必要性。

结论

在过去20年，有足够的证据证明，使用引导组织再生技术可以改变牙周病患牙的预后。过去的经验、新技术和新材料的出现不断帮助临床医生克服技术上的难点，并提供新的治疗方法。当然这些技术和方法在今后还会不断地完善和重新定义。但目前肯定的是，经过正确的诊断、应用恰当的再生技术可以改善牙周病患牙的预后，并使患牙恢复功能，重获健康。

推荐阅读

[1] Bowers GM, Chadroff B, Carnevale R et al. Histologic evaluation of new attachment apparatus formation in humans. Part I. J Periodontol 1989;60(12):664-674.

[2] Cortellini P, Pini Prato G, Tonetti MS. The modified papilla preservation technique. A new surgical approach for interproximal regenerative procedures. J Periodontol 1995a;66:261-266.

[3] Cortellini P, Tonetti MS. Clinical and radiographic outcomes of the modified minimally invasive surgical technique with and without regenerative materials: a randomized controlled trial in intra-bony defects. J Clin Periodontol 2011;38:365-373.

[4] Esposito M, Grusovin MG, Papanikolau N et al. Enamel Matrix derivate (Emdogain˚) for periodontal tissue regeneration in intrabony defects. Cochrane Database of Systematic Reviews 2009, Issue 4.

[5] Goldman HM, Cohen DW. The infrabony pocket: Classification and treatment. J Periodontol 1958:29:272-291.

[6] Grusovin MG, Esposito M. The efficacy of enamel matrix derivates (Emdogain) for the treatment of infrabony defects. A placebo-controlled randomised clinical trial. Eur J Oral Implant 2009;2:43-54.

[7] Karring T, Isidor F, Nyman S, Lindhe J. New attachment formation on teeth with a reduced but healthy periodontal ligament. J Clin Periodontol 1985;12:51-60.

[8] Manson JD, Nicholson K. The distribution of bony defects in chronic periodontitis. J Periodontol 1974;45:88-92.

[9] Nielsen IM, Glavind L, Karring T. Interproximal periodontal infrabony defects. Prevalence, localization and etiological factors. J Clin Periodontol 1980;7(3):187-198.

[10] Needleman I, Worthington HV et al. Guided tissue regeneration for periodontal infra-bony defects. Cochrane Database of Systematic Reviews 2006, Issue 2. Art. No.: CD001724. DOI: 10.1002/14651858.CD001724.pub2.

[11] Reynolds MA, Aichelmann-Reidy ME et al. The efficacy of bone replacement grafts in the treatment of periodontal osseous defects. A systematic review. Ann Periodontol 2003;8(1):227-265.

[12] Sculean A, Nikolidakis D, Schwarz F. Regeneration of peridontal tissues: a combination of barrier membranes and grafting materials – biological foundation and preclinical evidence. A systematic review. J Clin Periodontol 2008;35(Suppl. 8):106-116.

[13] Tonetti MS, Cortellini P et al. Clinical outcomes following treatment of human intrabony defects with GTR/bone replacement material or access flap alone. A multicenter randomized controlled clinical trial. J Clin Periodontol 2004:31;770-776.

[14] Tonetti MS, Lang NP et al. Enamel matrix proteins in the regenerative therapy of deep intrabony defects. J Clin Periodontol 2002;29:317-325.

[15] Trombelli L, Heitz-Mayfield LJ et al. A systematic review of graft materials and biological agents for periodontal intraosseous defects. J Clin Periodontol 2002;29 (Suppl. 3):117-135.

[16] Wikesjö U, Nilveus R. Periodontal repair in dogs: Effects of wound stabilization on healing. J Periodontol 1990:61;719-724.

第4章

拔牙位点的处理
Fresh Extraction Socket Management

Antonio Barone, Adriano Piattelli, José Luis Calvo-Guirado, Fortunato Alfonsi,
Bruno Negri, Giovanna Iezzi

背景

拔牙是牙科最常见的临床操作之一。拔牙后，牙槽嵴的软硬组织会出现三维形态及组织结构的变化。尽管对于这些变化人们早有耳闻，但直到40年前才有学者阐述了拔牙后骨高度和宽度的变化。他们观察到，牙槽骨的吸收主要发生在拔牙后的最初几个月，在随后的10～20周牙槽骨还会有少量的吸收。2003年Schropp等发现，在拔牙后1年，剩余牙槽嵴宽度的减少可以高达50%。最近一篇系统性综述报道了牙槽嵴的软硬组织在拔牙后1年内的体积变化。结果表明，在拔牙后6个月时水平向骨丧失（29%～63%）较垂直向骨丧失（11%～22%）更加明显。在最初的3～6个月骨改建大量而迅速，随后渐缓。

2005年Araujo和Lindhe用比格犬对骨改建进行了研究，发现牙槽嵴颊侧骨板的冠向部分通常由束状骨组成。他们提出一个假说，束状骨是牙周组织的一部分，牙齿的拔除导致该结构失去作用，因而被吸收。根据这些学者的说法，该部分的吸收导致颊侧软组织塌陷，造成了口颊部的明显改变。人类颊腭侧骨板高度变化的差距并不像Araujo和Lindhe在比格犬模型研究中报道的那样显著。人和犬科动物存在该差异的可能原因是，人类的颊舌侧骨板是同样容易吸收的（图4.1）。

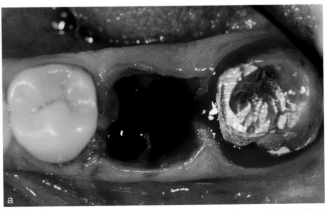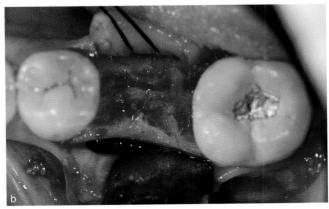

图4.1 拔牙后颊舌侧骨壁的变化。a）下颌磨牙区的新鲜拔牙窝；b）拔牙后6个月，颊舌侧骨板在垂直向呈现同等程度的骨吸收。

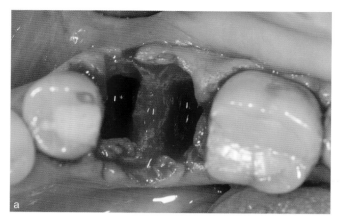

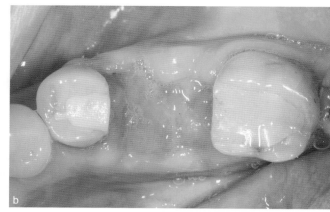

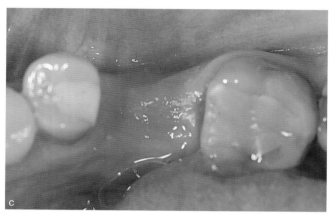

图4.2 拔牙后牙槽突的三维变化。a）下颌磨牙区的新鲜拔牙窝；b）拔牙后15天的拔牙窝；c）6个月后，愈合后的拔牙位点较刚拔牙时体积变化明显。

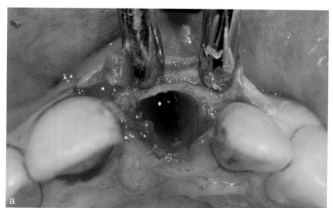

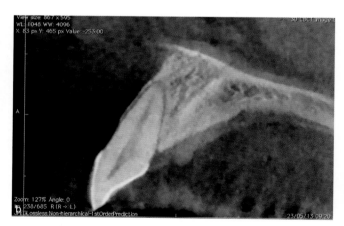

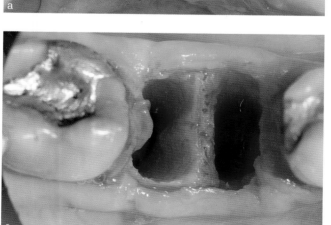

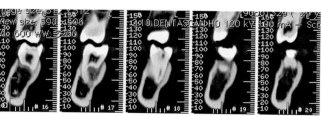

图4.3 前牙区和后牙区的牙槽嵴结构。a）前牙区拔牙窝颊侧骨板薄；b）CBCT显示前牙区菲薄的颊侧骨板；c）后牙区拔牙窝颊侧骨板厚；d）CBCT显示后牙区较厚的颊侧骨板。

文献中的一些研究提供了拔牙后软组织变化的信息。这些数据通常与硬组织变化统一观测。因此，拔牙后软硬组织变化对牙槽嵴总体积的影响，也有一些数据可供参考。

基于软硬组织三维形态变化的骨改建分析表明，拔牙后牙槽嵴会向舌/腭侧偏移2/3；此外，牙槽嵴中点的骨吸收量（40%）是近中、远中骨吸收量（20%）的2倍（图4.2）。

颊侧骨板的吸收量在不同研究、不同个体和不同位点中都显示出很大的差异。导致差异的原因包括先前存在的感染、拔牙过程中的损伤和颊侧骨板的厚度等。颊侧骨板厚度被认为是影响拔牙后牙槽嵴体积变化的重要因素。许多学者认为，减少骨吸收的颊侧骨板厚度至少需要2mm。换句话说，至少2mm厚度的颊侧骨板才能降低颊侧明显骨吸收的风险（图4.3）。普遍认为上颌前牙颊侧骨壁较薄，因此基于以上理论，上前牙拔除后骨吸收的风险很高（图4.4）。

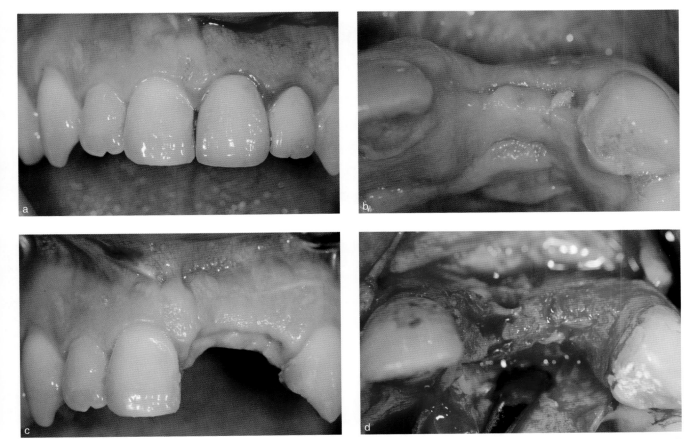

图4.4　前牙区拔牙后牙槽嵴的变化。a）前牙美学区；b）拔牙后6个月，可以观察到水平向骨改建；c）拔牙后6个月，可以观察到垂直向骨改建；d）剩余牙槽嵴需进行骨增量。

已经有许多研究报道描述了拔牙后牙槽嵴的体积变化。拔牙窝愈合不理想可能会导致骨量不足影响种植体的植入，或使最终修复的美学效果欠佳，从而影响修复治疗的成功率。在过去的20年里，美学因素在制订治疗计划中得到了极大的重视；因此，临床医生在种植修复中不仅要恢复功能，更要追求美学，使修复体与邻牙和软组织达到和谐。充足的软硬组织是种植修复获得美学成功的重要因素之一。因此，充分了解拔牙窝愈合特点和愈合过程中骨吸收导致的轮廓改变，并掌握如何进行弥补，对于治疗方案的制订十分重要。

为减少拔牙后骨吸收，人们已经提出了几种牙槽嵴保存技术。简要来说，牙槽嵴保存是指在拔牙时进行的干预方式，目的是尽量减少牙槽嵴的吸收，同时使拔牙窝内的牙槽骨再生最大化。尽管最近的一项研究表明牙槽嵴保存技术能够减少拔牙后的骨吸收，但仍有学者表示这些技术虽然具有一定效果，但垂直向和水平向的骨吸收依然会发生。

利用翻瓣技术进行拔牙和牙槽嵴保存，意味着骨膜需与骨面分离。这有可能导致血管损伤和急性炎症反应，从而导致骨吸收。因此，在拔牙过程中避免翻瓣以减少骨吸收似乎是有道理的。尽管如此，翻瓣与不翻瓣对骨吸收的影响仍然存在争议。有研究支持采用不翻瓣技术进行拔牙窝位点保存，最终的骨吸收量是相对少的。然而，也有学者报道称两种术式的最终结果无明显差异。

在最近的一项研究中，研究者比较两种拔牙窝处理方式造成的软硬组织变化。一组是将黏骨膜瓣冠向移位来获得创口软组织的初期关闭（图4.5），另一组不翻瓣，将胶原膜直接暴露于口腔（图4.6）。研究结果显示，不翻瓣技术比翻瓣技术能更好地保存水平向骨组织；而且，不翻瓣技术能获得更多的角化龈。这两点是证明翻瓣手术的预期结果要明显差于不翻瓣手术的主要依据。另外需要考虑的是，为了获得创口软组织的初期关闭而使用的翻瓣技术与邻牙龈缘退缩、龈乳头缺失、角化龈丧失和膜龈联合的冠向移位等问题相关。

在不翻瓣术式中，胶原膜是直接暴露于口腔的。尽管一些学者表示暴露于口腔的胶原膜会使细菌进入拔牙窝，导致骨再生的质和量下降，但最近一些研究表明，在牙槽嵴保存过程中发生的软组织二期愈合，对骨再生没有影响。

另一项随机实验也未观察到软组织二期愈合及胶原膜的暴露对骨再生有不利影响；然而应注意的是，这些都是基于牙槽嵴保存实验模型的研究结果。

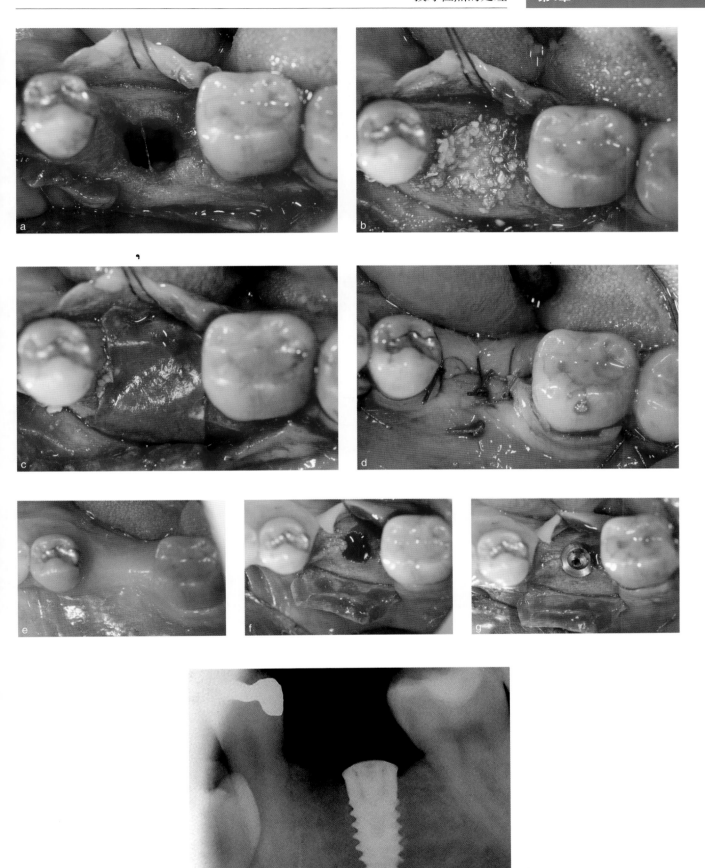

图4.5　采用翻瓣技术的拔牙和牙槽嵴保存。a）翻瓣拔牙；b）拔牙窝填充骨替代材料；c）拔牙窝覆盖胶原膜；d）黏骨膜冠向复位获得软组织初期关闭；e）愈合3个月后；f）种植体植入前；g）种植体植入后；h）植入后根尖片。

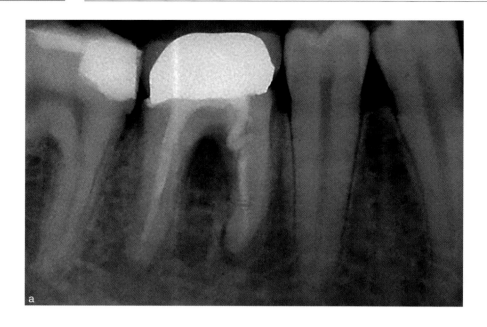

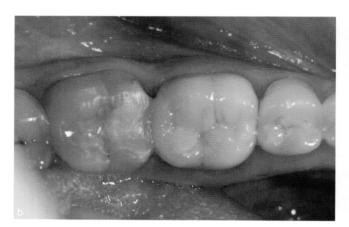

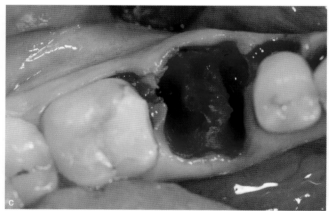

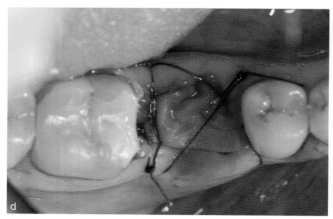

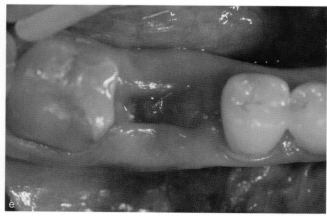

图4.6 采用不翻瓣技术的拔牙和牙槽嵴保存。a）根尖片显示下颌第一磨牙根管侧穿；b）下颌第一磨牙口内照；c）不翻瓣拔牙的拔牙窝；d）拔牙窝骨增量后，胶原膜直接暴露于口腔；e）愈合1个月后。

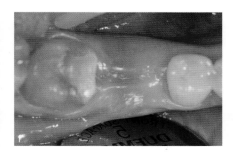
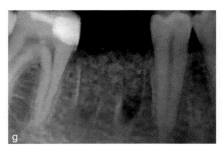
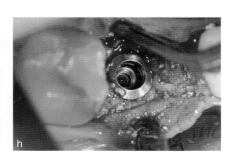

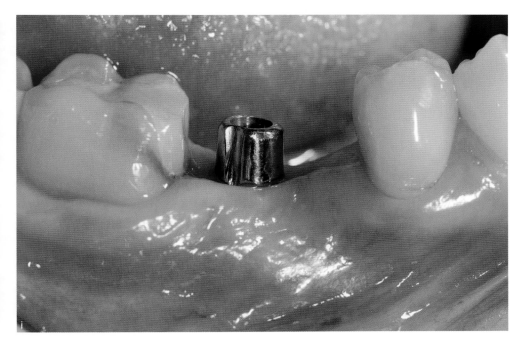

图4.6（续）　f）愈合3个月后；g）骨增量后拔牙窝根尖片；h）植入种植体；i）永久基台；j）最终修复后6个月；k）最终修复6个月后根尖片。

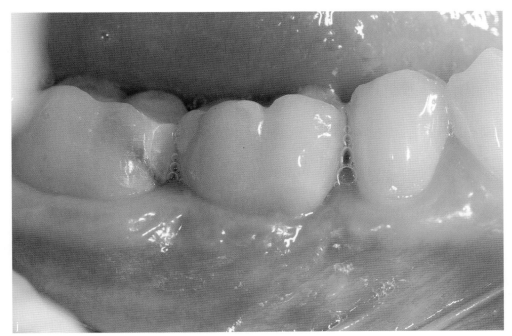

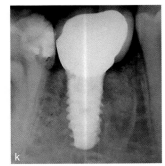

拔牙窝位点保存需要术者对创口愈合的过程和骨替代材料的生物学特性都有充分了解。最近一项对犬的研究表明，新鲜拔牙窝的新骨是从拔牙窝侧壁和根尖区向中心逐渐生成的。拔牙窝中放置不同骨替代材料和/或使用屏障膜覆盖拔牙窝，目的都是为了保存牙槽嵴骨量，以简化后续的种植治疗。

不同生物材料在新鲜拔牙窝中的吸收速率各不相同。硫酸钙在植入3个月后几乎完全消失，并且没有结缔组织长入和炎症细胞聚集。类似的，在拔牙窝植入聚乳酸–聚乙醇酸海绵（Fisiograft®, Ghimas, Casalecchio di Reno, Bologna, Italy），愈合6个月后已无法分辨出其颗粒结构，呈现出高吸收率。然而，我们有时并不希望植入材料被快速吸收，尤其是在容易发生垂直向、水平向骨吸收的解剖位点。事实上，生物材料存留时间越长，机体自身愈合填充拔牙窝的难度就会越小，从而达到更好的牙槽嵴保存的效果。已经证实，牛骨颗粒在愈合7个月后仍大量存在，此时生物材料已作为骨引导支架整合到宿主骨中。其他的生物材料，例如仿生羟基磷灰石和纳米晶羟基磷灰石，在植入6个月后从缺损区骨边缘向中心逐渐降解，与新骨形成方向一致，证明其起到了成骨支架的作用。

在拔牙窝植入牛骨颗粒，对比用或不用生物膜覆盖，发现单独使用生物材料会出现延迟愈合的情况。经过更长的观察期发现，使用胶原膜覆盖的拔牙位点存在大量带有骨髓的板层骨和少量编织骨。

最近一项研究使用猪源皮质–松质骨（OsteoBiol® mp3®, Tecnoss®, Giaveno, Italy）作为骨增量生物材料，对比翻瓣与不翻瓣对牙槽嵴保存的影响。

翻瓣组在拔牙窝植骨3个月后呈现出骨小梁结构。在一些区域，拔牙窝侧壁的旧骨与新生骨同时存在。在另一些区域，整个植骨区则充满骨小梁结构。在骨小梁及间隙中仍能看到残留的骨替代材料颗粒。骨替代材料的表面及内部都能看到明显的新生骨存在（图4.7a）。骨–材料颗粒界面没有间隙，两者总是紧密接触（图4.7b）。在生物材料周围能观察到许多活跃的成骨细胞，沿类骨基质层排列（图4.7c）。新生骨对染料高度亲和，呈酸性品红阳性；因此，在骨替代材料与新生骨的界面能看到高度染色带。在更高的放大倍数下，在一些区域能发现骨替代材料与骨单位相接触（图4.7d）。在靠近旧骨的骨核边缘，存在着类似于在板层骨中平行走行的胶原纤维。在骨髓腔内和新生骨旁都能发现骨髓基质细胞与血管。在编织骨的多处骨替代材料颗粒表面可直接观察到骨细胞陷窝存在（图4.7e）。在骨替代材料颗粒周围及其与新生骨的交界面中未见明显炎症细胞浸润（图4.7f）。

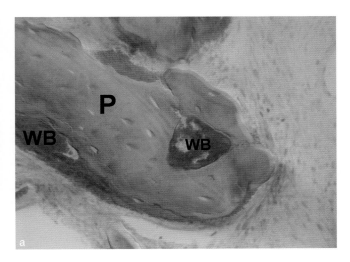
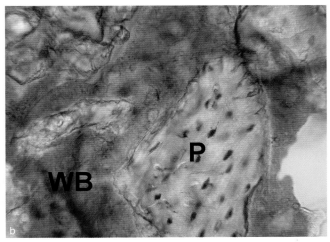
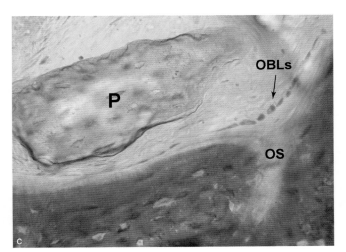
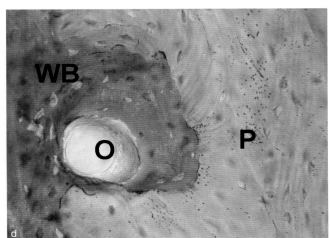
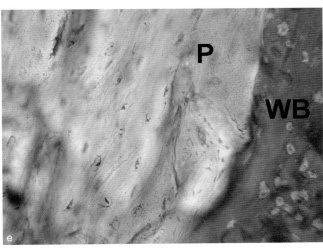
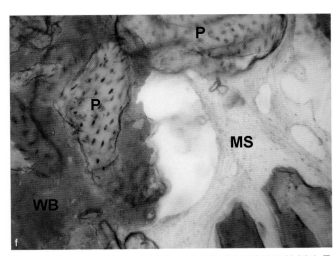

图4.7　采用翻瓣技术行骨增量，3个月后组织学观察结果。对照组：a）猪源骨颗粒（P）的表面及内部能看到明显的新生骨（WB）存在（酸性品红–甲苯胺蓝染色；100×）；b）新生骨（WB）与不同大小的骨替代材料颗粒（P）紧密接触（酸性品红–甲苯胺蓝染色；200×）；c）紧挨着骨替代材料颗粒（P）的类骨基质（OS）中可观察到成骨细胞（OBLs）（酸性品红–甲苯胺蓝染色；200×）；d）骨替代材料颗粒（P）常常被新生骨（WB）完全包围，在一些情况下与骨单位（O）相接触（酸性品红–甲苯胺蓝染色；200×）；e）在编织骨（WB）中，骨替代材料颗粒（P）表面存在骨细胞陷窝（酸性品红–甲苯胺蓝染色；200×）；f）在骨髓腔（MS）中的骨替代材料颗粒（P）周围及其与新生骨（WB）的交界面处未见炎症细胞或多核细胞（酸性品红–甲苯胺蓝染色；100×）。

在不翻瓣组中能观察到骨小梁和不同大小的残留生物材料颗粒。一些骨替代材料颗粒与新形成的骨似乎粘接在一起，两者的交界面无间隙（图4.8a）。在一些生物材料颗粒的内部及外表都能观察到新生骨的存在。几乎没有骨替代材料颗粒呈现不规则边缘，这可能是由于吸收导致（图4.8b）。更高放大倍数下观察，骨组织中存在宽大的骨细胞陷窝。骨替代材料颗粒间有新生骨骨桥形成（图4.8c）。在旧骨的骨改建区域能看到类似于板层骨中平行走向的胶原纤维。新生骨的骨髓腔中存在血管网，并包含少量骨髓基质细胞（图4.8d）。在骨替代材料颗粒旁也可见血管形成（图4.8e）。在生物材料表面未见炎症细胞或异物反应细胞（图4.8f）。组织形态学分析显示翻瓣与不翻瓣组在新生骨、骨髓腔和残余骨替代材料颗粒等方面的表现无显著性差异。6个月后，组织学显示两组均存在由不同比例松质骨、密质骨组成的成熟骨组织。骨小梁与生物材料颗粒同时存在（图4.9a）。骨替代材料颗粒几乎都被骨组织完全包围，一些情况下它们与继发骨单位紧密相贴（图4.9b）。新生骨小梁将一些骨替代材料颗粒结合起来（图4.9c）。而在有些区域，骨替代材料颗粒几乎已被完全吸收，并被骨组织替代（图4.9d）。在骨与生物材料的交界面无间隙存在。在一些区域，骨组织中存在特征性的宽大的骨细胞陷窝（图4.9e）。没有观察到炎症组织浸润的现象存在。

翻瓣组与不翻瓣组通过组织形态学评价在新生骨、骨髓腔和残余骨替代材料颗粒等方面均未见显著性差异。因此，可以得出猪源皮质-松质骨具有良好的生物相容性和骨传导功能。

口腔种植技术被越来越广泛地应用于单牙或多牙缺失的修复；传统方法是在已经完全愈合的牙槽嵴中植入种植体，这一原则被证实是高度可靠的。多年来，人们一直在努力简化种植的临床程序、缩短种植的治疗周期；因此，在新鲜的拔牙窝中植入种植体成为研究的重点之一。即刻种植可以减少手术次数、缩短治疗时间、减少并发症，同时也降低了患者的经济负担。即刻种植有很多优势，并且已被证实是可靠的治疗方式，尽管该操作具有一定的挑战性，并且要求操作者必须具备相应的手术经验。该术式的难点包括种植体准确的三维位置、种植体的初期稳定性及拔牙后骨壁改建时期的处理方式。

因此，即刻种植手术中有几个关键因素会影响最终的临床效果。即刻种植应避免翻瓣，以减少颊侧骨板的吸收；颊侧骨板应保持完整，同时种植体应在拔牙窝偏腭侧植入。拔牙后即刻植入种植体无法避免发生骨吸收。即刻植入种植体后，其与拔牙窝骨壁之间的间隙建议填充骨替代材料。这些操作有利于减少拔牙后牙槽骨的吸收，维持水平向和垂直向骨量。

保存种植体周围的骨高度和宽度对美学区拔牙后即刻种植十分重要。上颌前牙区唇侧骨板通常很薄，拔牙后容易快速吸收。基于这一考虑，在种植体周围间隙进行骨增量非常必要。

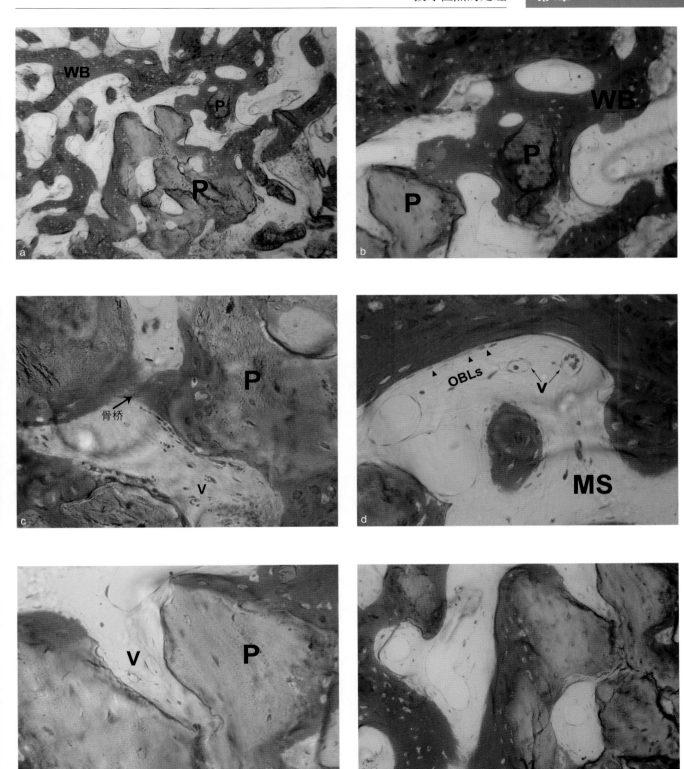

图4.8　不翻瓣骨增量3个月后组织学观察结果。实验组：a）可见残余猪源骨颗粒（P）和新生骨小梁（WB）（酸性品红–甲苯胺蓝染色；40×）；b）新生骨小梁（WB）与骨替代材料颗粒紧密接触（酸性品红–甲苯胺蓝染色；100×）；c）骨替代材料颗粒（P）间有新生骨骨桥。能看到带有血管（V）的新生骨存在（酸性品红–甲苯胺蓝染色；400×）；d）紧邻成骨细胞（OBLs）的骨髓腔（MS）中能看到骨髓基质细胞和不同直径的血管（V）存在（酸性品红–甲苯胺蓝染色；200×）；e）生物材料颗粒（P）内部能看到带有血管（V）的新生骨（酸性品红–甲苯胺蓝染色；200×）；f）在生物材料表面未见炎症细胞或异物反应细胞（酸性品红–甲苯胺蓝染色；100×）。

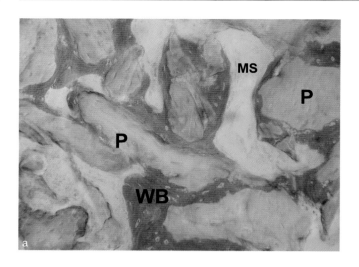

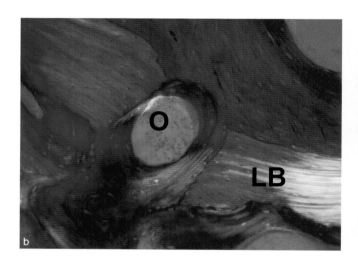

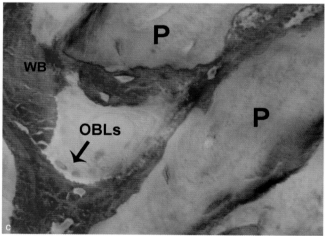

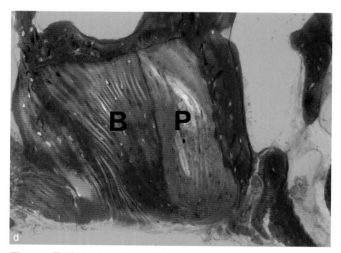

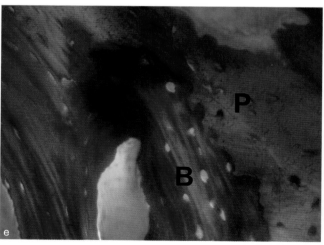

图4.9 骨增量6个月后组织学观察。a）可见新生骨小梁（WB）和残余猪源骨颗粒（P）。骨髓腔（MS）内未见炎症细胞或异物反应细胞（酸性品红-甲苯胺蓝染色；100×）；b）可见骨单位（O）及平行走行的胶原纤维（LB）（酸性品红-甲苯胺蓝染色；偏振光100×）；c）在骨增量材料颗粒（P）周围可见新生骨（WB）和成骨细胞（OBLs）（酸性品红-甲苯胺蓝染色；200×）；d）在骨-生物材料交界处可见由板层骨（B）包绕无软组织长入的骨增量材料颗粒（P）（酸性品红-甲苯胺蓝染色；偏振光100×）；e）生物材料颗粒（P）嵌入编织骨（B）中。骨组织出现特征性的宽大骨细胞陷窝（酸性品红-甲苯胺蓝染色；偏振光200×）。

牙槽嵴保存的适应证和禁忌证

牙槽嵴保存涵盖所有旨在维持或扩大牙槽嵴的外科技术。

牙槽嵴保存的适应证：
- 当不能进行即刻种植时，拔牙位点的软硬组织维持。
- 简化治疗程序：维持/增加足够的软硬组织量，以降低延期种植难度。

牙槽嵴保存的禁忌证：
- 头颈部曾接受放疗患者或曾接受静脉注射双膦酸盐患者。

即刻种植的适应证和禁忌证

关于拔牙后种植的理想时机在文献中已有广泛讨论；不同种植时机的优缺点也已明确。

按种植时机不同分为3类：
- **1型或即刻种植**：拔牙同时植入种植体。
- **2型或早期种植**：拔牙窝愈合早期（4~8周）植入种植体。
- **3型或延期种植**：拔牙窝完全愈合后（3~6个月）植入种植体。

即刻种植适应证：
- 拔牙后软硬组织量充足。
- 颊侧骨板完整。
- 拔牙窝根方存在骨组织。

即刻种植禁忌证：
- 颜面部软硬组织缺损。
- 急性感染波及软组织。

手术操作

在任何外科手术前，都应向患者解释并签署知情同意书；必要时，患者应在术前进行口腔洁治，以提供利于伤口愈合的口腔环境。

根尖片和/或全景片是不可缺少的，而只有在绝对必要时才会进行计算机断层扫描（CT）检查。

患者在拔牙前1小时可接受预防性抗生素治疗（阿莫西林2g或青霉素过敏时克林霉素600mg），术后继续服用抗生素（阿莫西林1g或克林霉素300mg），每天3次，持续5天。

患者术前用0.2%氯己定漱口1分钟（术后每天2次，持续3周）。

局部麻醉后，微创拔牙，避免翻瓣或损伤软组织。尽可能减少对周围骨组织的损伤：使用牙周膜分离器将牙根与牙周膜分离。必要时，应进行分根处理，有助于微创拔牙，更重要的是要保存颊侧骨板（图4.10）。

当断根很深或龋坏破坏较大，剩余牙体组织不足，无法使用牙钳或牙挺等器械时，可以采用超声骨切割系统（Piezosurgery®, Mectron, Genoa, Italy）以避免牙根的颊舌向移动，防止颊侧骨板的损伤或折断（图4.11）。

另一个显示出巨大潜力的拔牙辅助工具是磁性锤（Magnetic Mallet®; Sweden & Martina, Padua, Italy）。它可在不破坏牙槽骨壁的情况下进行拔牙，通常有所助益（图4.12）。拔牙时应尽量不翻瓣或最小范围翻瓣，以保持颊侧骨板的血运，从而减少骨吸收的风险。

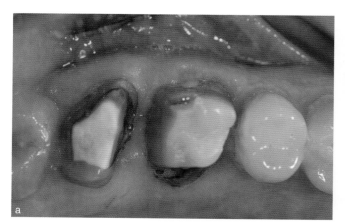
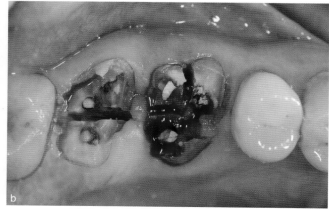
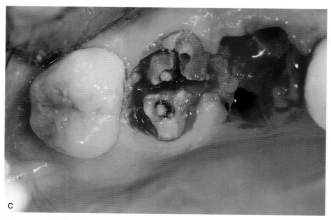
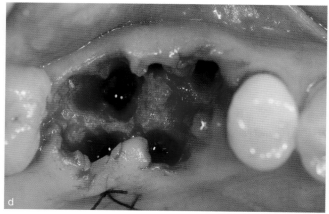

图4.10 分根拔牙。a）需要拔除的上颌磨牙；b）分根；c）拔除第一磨牙牙根；d）拔除第二磨牙牙根。

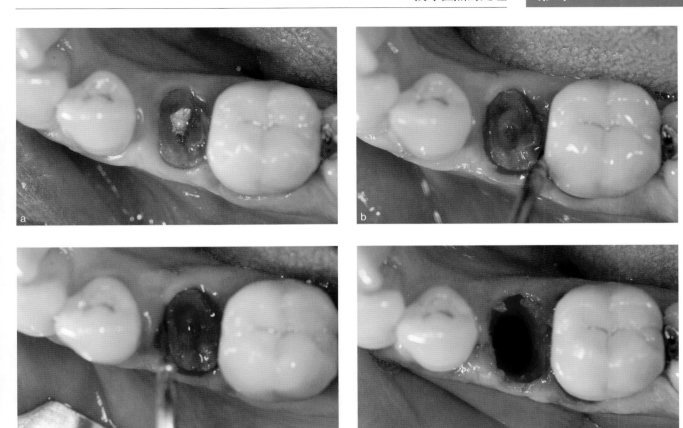

图4.11 采用超声骨切割系统进行拔牙。a）残根；b、c）使用相应的超声探头；d）残根拔除，颊侧骨板未受任何损伤。

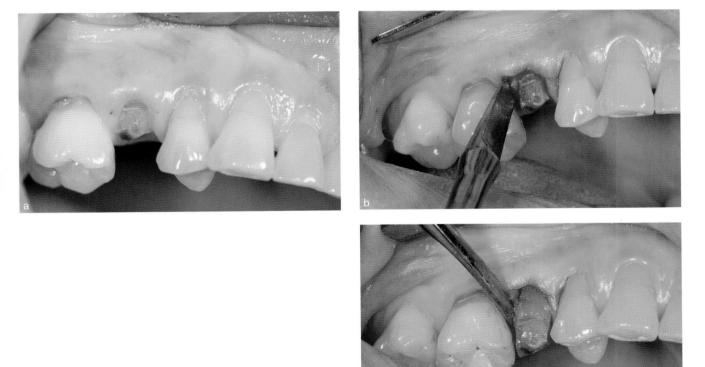

图4.12 采用机械工具（磁性锤，Magnetic Mallet®）进行拔牙。a）无法保留的患牙；b）采用磁性锤拔牙；c）拔除患牙。

新鲜拔牙位点的处理

当牙齿拔除后，医生会面临不同治疗方案的选择；因此，将新鲜拔牙窝进行分类，有助于临床医生在制订治疗方案时判断相应的可能性和风险。

完整拔牙窝的软硬组织均无缺损。以邻牙为参照，拔牙窝具备完整的颊侧骨板和足量软组织是进行即刻种植的关键因素（图4.13）。

尽管即刻种植已被证明具有良好的美学效果和软组织稳定性，但上颌前牙区牙龈退缩的风险也有报道。因此，美学相关区域进行即刻种植需要优秀的外科和修复经验。

受损/缺损的拔牙窝表现为硬组织和/或软组织缺损。颊侧骨板缺损伴或不伴有软组织缺损，都会极大增加美学并发症的发生率，在制订总体治疗方案时需着重考虑这一点（图4.14）。

因此，为提高美学效果的可预期性，临床医生应选择分期手术（一期行牙槽嵴保存术），而不是即刻手术方案（即刻种植）。

牙槽嵴保存

拔牙后应立即刮除拔牙窝内的肉芽组织，随后用猪源皮质-松质骨填充拔牙窝至骨缘，并轻轻压实；一种特制的注射器可以保证生物材料在可控的压力下进行填充（图4.15）。随后，修剪胶原膜并完全覆盖拔牙窝；仅需分离少许软组织，无须附加切口。胶原膜直接暴露于口腔，并用缝线固定（参见病例1）。

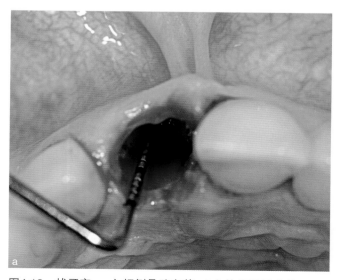
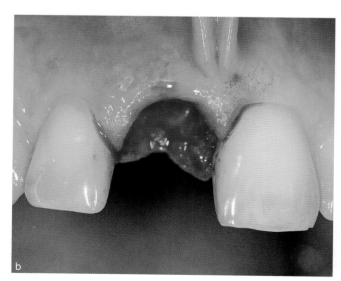

图4.13 拔牙窝。a）颊侧骨壁完整；b）软组织量充足。

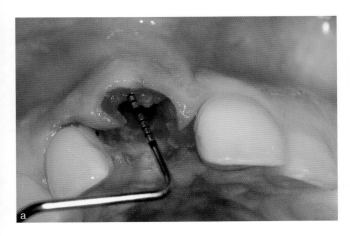

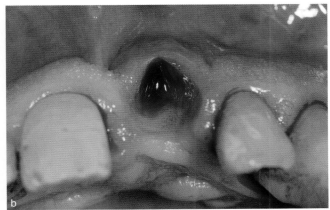

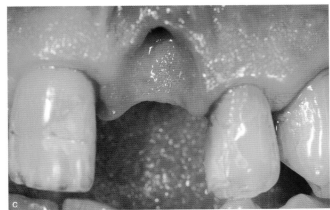

图4.14　受损或缺损拔牙窝。a）颊侧骨板完全缺如（受损拔牙窝）；b）颊侧骨板完全缺如（缺损拔牙窝）；c）软组织有缺损（缺损拔牙窝）。

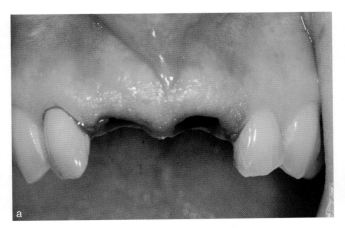

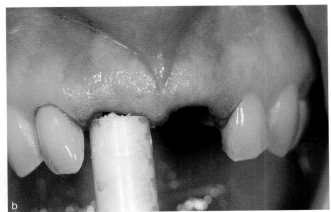

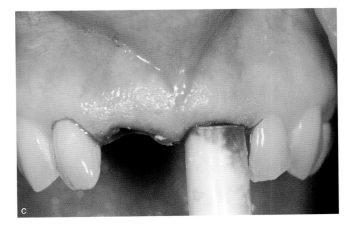

图4.15　用猪源皮质–松质骨填充拔牙窝。a）美学区拔牙窝；b）、c）利用OsteoBiol®mp3®进行拔牙窝植骨。

牙槽嵴保存

拔除下颌第二磨牙过程中，进行翻瓣并去除部分颊侧骨壁（图4.16a）。拔牙窝填充猪源皮质–松质骨（图4.16b），并用胶原膜（图4.16c）覆盖以稳定生物材料。采用丝线缝合，胶原膜暴露于口腔，软组织二期愈合（图4.16d）。1个月后软组织完全愈合（图4.16e），4个月后可见组织得到良好的保存和增量（图4.16f）。4个月前拔牙窝颊侧骨壁完全缺如，牙槽嵴保存术很好地保存了水平向宽度。新生组织血管化良好，可以观察到一些残余骨增量材料颗粒。因此，这可以证实新生组织是一个由新生骨组织、残余骨增量材料颗粒以及未来将转化为矿化组织的过渡性骨基质组成的骨网络。平齐牙槽嵴顶植入2颗种植体（图4.16g），修复1年后复查可见种植体周围骨水平表现出良好的稳定性（图4.16h）。

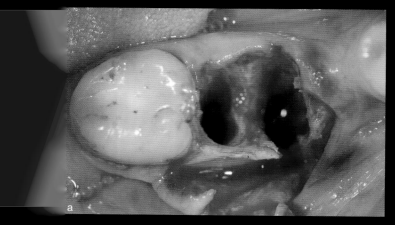
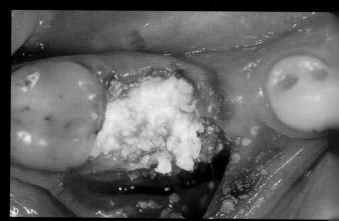

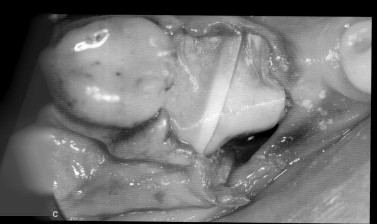
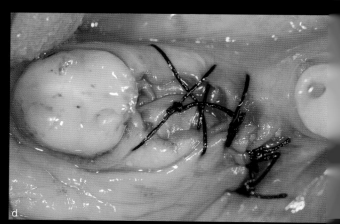

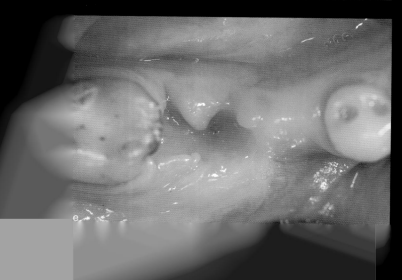

图4.16　牙槽嵴保存：临床病例。a）采用翻瓣及颊侧去骨的方式拔除下颌第二磨牙；b）拔牙窝填充胶原化猪源皮质–松质骨（OsteoBiol®mp3®）；c）用胶原膜（OsteoBiol® Evolution）固定骨替代材料；d）缝合固定皮瓣，继发性软组织愈合；e）1个月后，观察到软组织完全关闭创口；f）4个月后，植骨区水平向、垂直向骨量都得到了良好维持，新生组织中能看到完全被新生骨组织包埋的残余骨替代材料颗粒；g）平齐牙槽嵴顶植入种植体；h）最终修复1年后，种植体周围骨水平稳定性良好

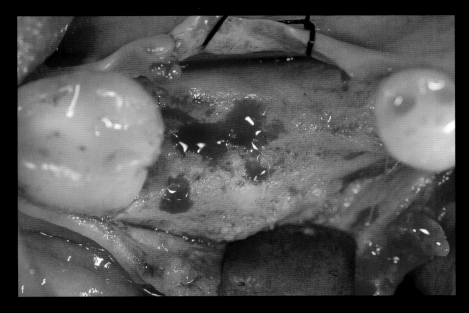

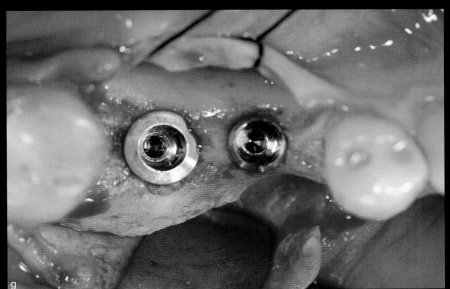

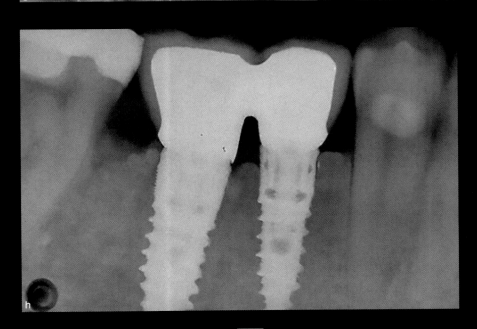

即刻种植

充足的软硬组织将会增加美学成功的可能性。保留颊侧骨板容易获得更佳的美学效果。软组织量充足且质地良好，能显著降低颊侧牙龈退缩的风险（图4.17）。

种植体应放置于拔牙窝腭侧骨壁，种植体平台应达到颊侧骨板高度，并且种植体不应占满拔牙窝。基于不同拔牙窝形态，种植体周围的水平向缺隙一般至少2mm（图4.18）。用猪源皮质-松质骨填充骨缺隙，随后用胶原膜稳定植入物，胶原膜直接暴露于口腔（参见病例2）。

大多数患者需要在美学区进行临时修复。有两种临时修复方式：

- 活动临时修复：愈合期间应避免对组织或种植体产生任何机械压力。
- 固定临时修复：应与邻牙相连，从而有助于软组织塑形，为最终修复提供指导。

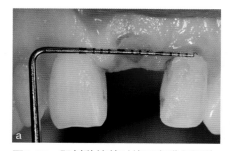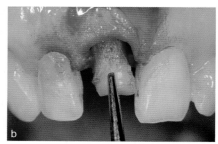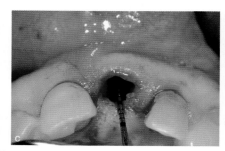

图4.17　即刻种植前对拔牙窝进行评估。a）软组织评估；b）拔牙；c）颊侧骨板完整。

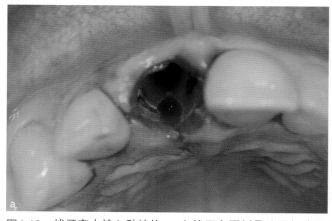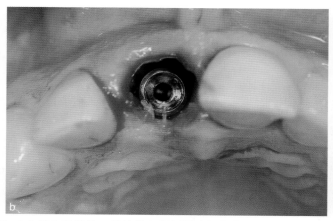

图4.18　拔牙窝中植入种植体。a）拔牙窝腭侧骨壁预备种植窝洞；b）植入种植体，种植体与颊侧骨壁间存在间隙。

即刻种植

上颌前磨牙因折断而必须拔除（图4.19a）。根尖片未见任何根尖周或边缘病变（图4.19b）。拔牙窝具有完整的颊侧骨板（图4.19c），可以进行即刻种植（图4.19d）。即刻种植最重要的参考指标包括颊侧骨板完整、软组织量充足且质地良好。

手术过程中，应选择合适种植体以腭侧骨板为引导完成植入，同时应密切注意近远中轴向的控制。

种植体平台应与颊侧骨板平齐，以避免未来种植体周围骨吸收的风险。

种植体与颊侧骨板之间的间隙采用胶原化猪源支质-松质骨（OsteoBiol® mp3®，Tecnoss®，Giaveno，Italy）填充（图4.19e），这种生物材料具备对抗拔牙后组织改建的潜能。

用富血小板纤维蛋白（PRF）膜覆盖拔牙窝，并固定骨替代材料颗粒，最后采用丝线"十"字缝合（图4.19f）。

4个月后，可见软组织愈合良好，水平向骨量稳定性良好（图4.19g）；根尖片显示种植体平台周围骨组织成骨良好（图4.19h）。

最终修复采用粘接固位，修复体戴入时，龈乳头完全缺如（图4.19i）。

愈合18个月后，修复体周围软组织塑形良好（图4.19j），种植体平台周围骨水平保持良好的稳定性（图4.19k）。

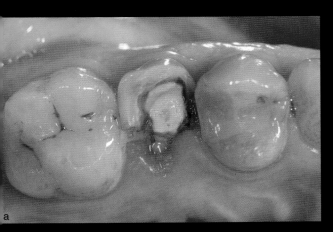
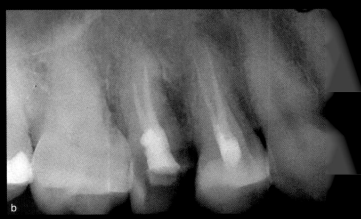
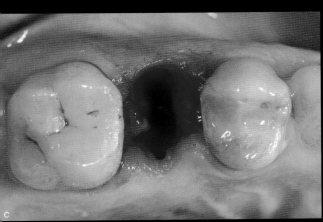
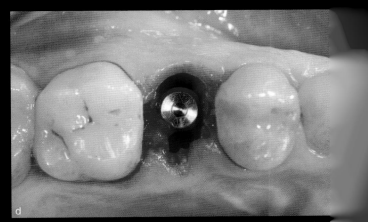

图4.19 即刻种植。临床病例。a）无法保留的前磨牙；b）根尖片显示无根尖周病变；c）拔牙窝颊侧骨板完整；d）拔牙窝腭

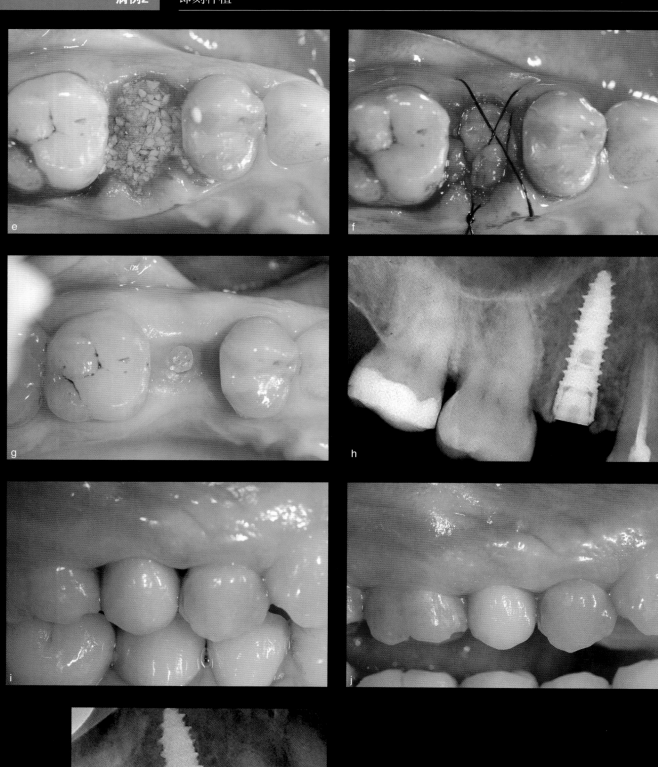

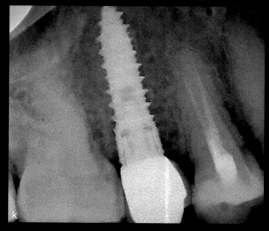

图4.19（续）　e）用胶原化猪源皮质–松质骨填充种植体周围间隙；f）PRF膜覆盖，"十"字缝合；g）软组织愈合4个月后；h）根尖片显示种植体周围骨组织成骨良好；i）最终修复体戴入；j）软组织愈合18个月后；k）种植体平台周围骨水平稳定。

结论

本章节尝试将种植前拔牙窝及其骨缺损的处理方式进行总结梳理。这将有助于临床医生对最终修复的美学效果进行评估。

软硬组织量充足且完整的拔牙窝可以进行即刻种植；软硬组织有缺损时，则建议进行牙槽嵴保存。

多个研究表明，种植体在再生骨与自体骨中的存留率是相似的。与未骨增量的拔牙窝相比，牙槽嵴保存技术可以允许植入更宽、更长的种植体，并且减少了种植同期骨增量的概率。

推荐阅读

[1] Araujo MG, Lindhe J. Dimensional ridge alterations following tooth extraction. An experimental study in the dog. J Clin Periodontol 2005;32:212-218.

[2] Barone A, Ricci M, Tonelli P et al. Tissue changes of extraction sockets in humans: a comparison of spontaneous healing vs. ridge preservation with secondary soft tissue healing. Clin Oral Implants Res accepted for publication 2012. doi: 10.1111/j.1600-0501.2012.02535.x

[3] Barone A, Toti P, Piattelli A et al. Extraction socket healing in humans after ridge preservation techniques: a comparison between flapless and flapped procedure in a randomized clinical trial. J Periodontol 2013 early issue DOI: 10.1902/jop.2013.120711

[4] Covani U, Ricci M, Bozzolo G et al. Analysis of the pattern of the alveolar ridge remodelling following single tooth extraction. Clin Oral Implants Res 2011;22:820-825.

[5] Engler-Hamm D, Cheung WS, Yen A et al. Ridge preservation using a composite bone graft and a bioabsorbable membrane with and without primary wound closure: a comparative clinical trial. J Periodontol 2011;82:377-387.

[6] Hammerle CHF, Araujo MG, Simion M, Araujo MG. Evidence-based knowledge on the biology and treatment of extraction sockets. Clin Oral Implants Res 2012;23:80-82.

[7] Schropp L, Wenzel A, Kostopoulos L, Karring T. Bone healing and soft tissue contour changes following single-tooth extraction: a clinical and radiographic 12-month prospective study. Int J Periodontics Restorative Dent 2003;23:313-323.

[8] Sanz I, Garcia-Gargallo M, Herrera D et al. Surgical protocols for early implant placement in post-extraction sockets: a systematic review. Clin Oral Implants Res 2012;23:67-79.

[9] Simion M, Maglione M, Iamoni F et al. Bacterial penetration through Resolut® resorbable membrane in vitro. A histological and scanning electron microscopic study. Clin Oral Implants Res 1997;8:23-31.

[10] Tan WL, Wong TLT, Wong MCM, Lang NP. A systematic review of post-extractional alveolar hard and soft tissue dimensional changes in humans. Clin Oral Implants Res 2012; 23:1-21.

[11] Van der Weijden F, Dell'Acqua F, Slot DE. Alveolar bone dimensional changes of post-extraction sockets in humans: a systematic review. J Clin Periodontol 2009;36:1048-1058.

[12] Vignoletti F, Matesanz P, Rodrigo D et al. Surgical protocols for ridge preservation after tooth extraction. A systematic review. Clin Oral Implants Res 2012;23:22-38.

[13] Wilson TG, Buser D. Timing of anterior implant placement postextraction: immediate versus early placement. Clin Adv Periodontics 2011;1:61-76.

第5章

上颌窦骨增量
Maxillary Sinus Augmentation

Paolo Martegani, Ferdinando D'Avenia, Maurizio Silvestri, Sanjiv Kanagaraja

背景

　　根据1996年共识会议声明，种植修复治疗中使用上颌窦骨增量技术解决上颌后牙区骨量不足已被证明是一种普遍可行的方法。大体上来说，这项技术是从上颌窦底部将黏膜分离提升，以获得容纳植骨材料的空间。Tatum最先报道了改良Caldwell Luc法的上颌窦底提升术；在这些早期报道的基础上，手术术式和生物材料都有了长足进步。最初的上颌窦底提升术内容包括上颌窦前外侧壁开窗，剥离上颌窦底黏膜，然后在黏膜和上颌窦底间放置骨移植物。经过6个月以上的愈合期后植入种植体。有人提出同期植入，以缩短治疗时间、减少手术次数。该术式中，种植体植入与上颌窦底提升同期进行。用于上颌窦底提升的骨替代物或移植物组合多种多样，包括自体骨、同种异体骨、异种骨和异种合成骨。尽管上颌窦底提升后的新生骨量与种植体的存留率并不成正比，但它仍是准确评价和比较移植物或骨替代材料成骨潜能的指标。

基于上颌窦解剖结构和病理生理学的适应证与禁忌证（表5.1）

　　上颌窦是最大的鼻旁窦，呈锥体形，不同个体间大小差异明显，成人上颌窦大小平均为35mm×35mm、高度为25mm。上颌窦气化程度与年龄、牙齿缺失和剩余牙槽嵴高度相关。其前外侧壁由包含神经血管束的薄层皮质骨构成；下壁可能存在骨性分隔或骨嵴；内壁在前上部存在自然开口，分为前囟和后囟，有时（25%）在黏膜区存在副口。

　　实施上颌窦底骨增量前应进行详细的患者评估和术前诊断分析，以明确上颌窦的局部解剖特征和可能存在的个体差异。仔细评估患者的病史，排除与耳鼻喉（ENT）相关的上颌窦底提升术禁忌证。此外，所有计划接受上颌窦底提升术的患者都应该进行CT检查窦口–鼻道复合体（OMC）。

OMC引流是健康上颌窦通气和行使功能的必要条件（图5.1）。术前应结合临床检查和影像学评估判断是否存在影响上颌窦通气和内环境稳定的因素。因此，计划接受上颌窦底提升术的患者，如果有上颌窦异常的病史或影像学表现，应先进行耳鼻喉科检查，包括鼻内窥镜和上颌窦的放射学检查。

耳鼻喉评估诊断程序用于：

- 诊断可逆或不可逆的上颌窦底提升禁忌证。
- 确认经耳鼻喉治疗后痊愈。

这种临床路径能够有效减少并发症的发生，降低上颌窦底提升术及种植体植入失败的风险。

表5.1 上颌窦骨增量术的禁忌证和适应证

禁忌证		适应证		
SFAPLA的系统性和局部绝对禁忌证	SFAPLA的相对禁忌证：初始条件改变或再评估通过可以重新纳入	经牙槽嵴顶入路适应证	侧壁开窗适应证	侧壁开窗结合牙槽嵴重建的适应证
1）任何上颌后牙区种植手术的禁忌证 2）鼻–鼻窦复合体解剖结构的永久性和不可纠正损伤，可能严重损害正常稳态（例如，创伤后、手术后、放疗等） 3）存在炎症或感染，包括由于相关的全身疾病（例如，囊性纤维化、Kartagener综合征、Young综合征、Wegener肉芽肿病、结节病等）导致无法治愈的复发性或慢性鼻窦炎 4）涉及上颌窦和/或邻近解剖结构的良性和恶性肿瘤	1）吸烟习惯 2）使用双膦酸盐类药物 3）有限的上颌窦引流通路解剖结构损伤（例如，鼻中隔偏斜、中鼻甲反常弯曲、中鼻甲气化等） 4）炎症感染过程（例如，急性病毒性或细菌性鼻窦炎、非侵袭性霉菌性鼻窦炎、受上述解剖学改变条件之一影响的复发性和慢性鼻窦炎、过敏性鼻窦炎、鼻息肉等） 5）筛窦异物 6）口腔窦瘘（无复发） 7）良性鼻窦肿瘤，切除后可以恢复鼻窦内稳态，不损害黏液–纤毛传输系统（例如，黏液囊肿等）	1）Chiapasco A型牙槽骨萎缩 2）牙槽嵴顶入路角度理想 3）颊腭向宽度不足 4）单一位点（优于侧壁开窗） 5）非远端位点（优于侧壁开窗）	1）Chiapasco C型牙槽骨萎缩 2）经牙槽嵴顶入路不理想 3）相关鼻窦气化 4）多个相邻位点（优于牙槽嵴顶入路） 5）远端位点（优于牙槽嵴顶入路）	Chiapasco B、D、E、F、G、H型牙槽骨萎缩

侧壁开窗上颌窦底骨增量术

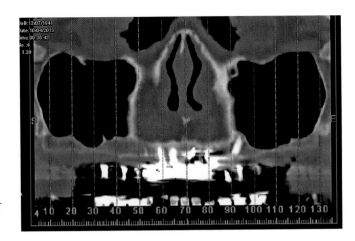

图5.1　CBCT扫描上颌窦正面观。CBCT扫描截面图（右）可见鼻窦口存在。

经牙槽嵴顶入路上颌窦骨增量术

需要少量垂直向骨增量时，经牙槽嵴顶上颌窦底提升术优于外侧壁入路，因其手术范围小，并发症风险低。这种微创的上颌窦底提升术最初由Tatum提出，几年后Summers对该技术进行了改进。经牙槽嵴顶入路临床上推荐用于Chiapasco A型（图5.2）。与侧壁开窗技术的主要区别在于使用骨凿经牙槽嵴顶提升上颌窦黏膜，然后将种植体直接植入骨凿预备的位点。虽然经牙槽嵴顶入路创伤较小，其仍具有一些缺点：骨增量小于侧壁开窗，并且剩余牙槽嵴高度需≥4mm（颊腭向牙槽嵴宽度充足），以获得理想的初期稳定性。经牙槽嵴顶入路手术过程将在后文病例1（图5.12）和病例2（图5.13）中描述。

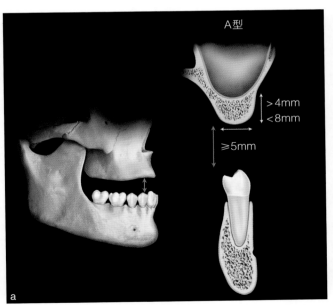

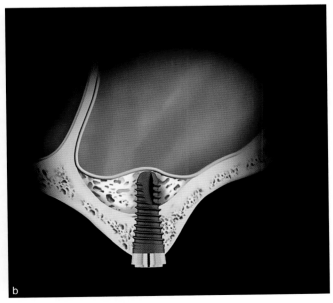

图5.2　Chiapasco分类。a）Chiapasco A型；b）牙槽嵴顶入路上颌窦底提升，植入种植体。

上颌窦底提升术的移植生物材料

自体骨是最理想的移植材料，因为它能够提供活性成骨细胞、有机和无机基质，以及生长因子。口内供区获取方便，但取骨量有限，而且需要额外的手术（伴随并发症增加）。口外供区骨量充足，但增加了手术难度，显著增加了并发症风险和经济成本（似乎在文献中报道不足）。因此，可以使用骨替代材料，如同种异体骨、异种骨和人工合成移植骨等。使用骨替代材料具有降低并发症发生率、降低经济成本和供源充足等优点。骨替代物可以单独使用或与自体骨联合使用，可以使上颌窦移植物获得更好的长期空间并维持效果。许多研究报道在CT分析中观察到移植物在一段时间后出现尺寸变化，在植骨术中需纳入考虑。自体骨与异种骨混合使用时，骨吸收量明显小于单独使用自体骨。

用于骨增量的材料应具有生物稳定性、维持成骨空间、诱导新骨形成的特点。骨移植材料的关键是具有骨引导作用，这种特性在移植物血管化中起到关键作用，同时促进成骨细胞的增殖分化和新骨长入。新骨形成需与生物材料的降解速率相匹配。材料吸收和新骨完全取代骨移植材料的时机仍需进一步研究。

有研究报道无机牛骨（ABB）不可吸收，但有些学者观察到不同的结果。ABB已被证明具有骨引导特性和极低的吸收率，有助于减少植骨区域的体积损失，吸收率低有助于维持骨增量位点的空间。与之相对，自体骨移植骨吸收明显，体积变化大。大量研究证明预水化胶原化猪骨（PCPB）具有作为骨替代物的潜力。猪骨具有骨引导性，且无不良反应，无炎症反应。

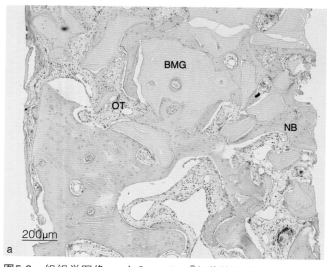 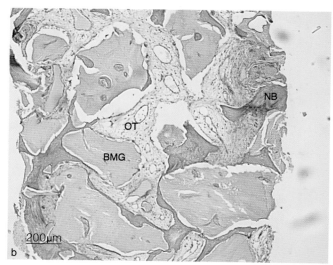

图5.3　组织学图像。a）OsteoBiol®低倍镜下（×4）（OsteoBiol® mp3®, Tecnoss®, Giaveno, Italy）（PCPB）；b）Bio-Oss®低倍镜下（Bio-Oss®, Geistlich, Switzerland）（DPBB）。NB：新骨；OT：骨样组织；BMG：生物材料颗粒。

愈合4~6个月后可以观察到新骨比例高。使用胶原化猪骨进行组织增量可以看到材料颗粒的明显吸收，并存在持续的骨吸收/骨改建以及扇贝状空隙。

一项研究比较了猪骨和牛骨在侧壁开窗上颌窦底提升术中的应用。组织学和组织形态学分析显示两种异种移植物在小梁骨体积（PCPB为37.4%，ABB为37.5%）和剩余移植材料（PCPB为13.5%，ABB为16.4%）上无显著性差异。高倍镜下可以观察到两种骨替代物的骨传导性具有微观差异（图5.3）。残余的猪骨颗粒被新生骨和血管化组织包绕。组织学分析证实，与无机牛骨相比，猪源皮质-松质骨具有良好的骨引导特性。

侧壁开窗上颌窦底提升术

上颌窦底提升术允许将种植体同期或延期植入上颌后牙剩余牙槽嵴高度不足（＜4mm）、曾认为不适宜种植的位点。侧壁开窗可以用传统的涡轮器械（截骨术）或替代工具进行骨成形；有时，当窦壁厚度＞2mm时，可以结合使用骨成形术和截骨术。

当上颌窦内存在分隔时，侧壁开窗时应考虑到解剖结构，分别开两个窗。开窗位置必须依照临床需要设计（图5.4）。应尽可能地在开窗下缘和牙槽嵴顶之间保留至少3mm的骨高度，以保持原始上颌窦壁解剖形态，防止组织瓣塌陷入上颌窦内。术前判读窦壁上的骨内动脉十分关键，应通过分离（使用超声骨刀）或避免在该血管附近截骨（上截骨线位于动脉下方）来保存它。

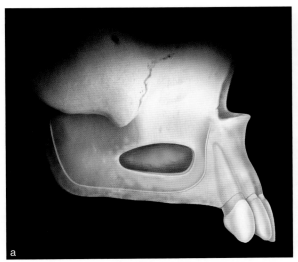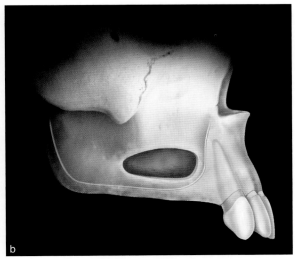

图5.4　侧壁开窗位置。a）当上颌窦底提升术联合GBR时的侧壁开窗位置（高位开窗）；b）当上颌窦底提升术不联合GBR时的侧壁开窗位置（靠近窦底）。

截骨开窗法（保留骨块）

上颌窦入路切口通常近嵴顶，使创口边缘与植骨术区保持一定的距离。通常附加近远中垂直切口，便于翻起黏骨膜瓣，暴露上颌窦前外侧壁。翻起上颌窦外侧壁的软组织后，可以通过表面突起分辨上颌窦的外形和解剖结构。

全层翻瓣后，暴露上颌窦前外侧壁，球形超声探头（图5.5a）或金刚砂球钻（图5.5b）进行截骨术，骨窗留在原位。探头应持续滑动，避免暴力，避免黏膜穿孔。开窗后用车针扫除截骨线上的尖锐边缘十分重要。

骨成形开窗法（移除骨块）

全层翻瓣后，暴露上颌窦前外侧壁，用超声骨刀进行骨成形术，磨除骨窗直至完全暴露黏膜。过程中收集的骨屑可与猪骨混合用于上颌窦内植骨。

上颌窦黏膜剥离

暴露上颌窦黏膜后，可以使用特制的钝性超声骨刀逐步将黏膜从上颌窦内壁分离出来，这种超声骨刀呈倒锥形、边缘圆钝，使用低功率或可手用骨凿（图5.6）。这一过程从距骨壁约2mm处开始，应快速连续进行，避免热损伤。

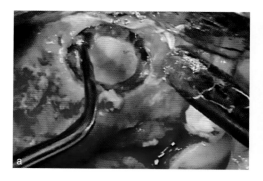
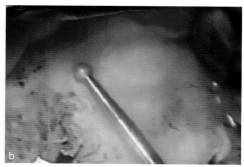

图5.5　侧壁截骨术。a）超声骨刀（OT5）截骨术；b）金刚砂球钻截骨术。

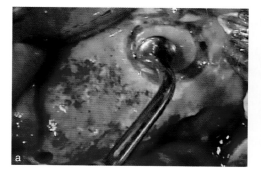
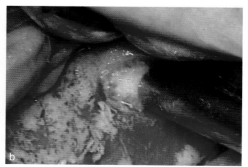

图5.6　膜分离技术。a）使用特制的钝性倒锥形超声骨刀初步分离黏膜；b）敲击使骨窗分离。

上颌窦黏膜提升

　　使用手用器械提升上颌窦黏膜，从骨窗上部开始，然后剥离近远中黏膜，最后剥离底部黏膜（图5.7）。剥离顺序十分重要，先分离近远中和上方黏膜可以降低上颌窦底提升时膜撕裂的风险。

　　上颌窦黏膜提升后，可以通过观察膜随呼吸循环的移动来判断其完整性（图5.8）。此时，如果剩余牙槽嵴高度能够满足种植体同期植入，可以使用专用种植钻或超声骨刀窝洞预备（图5.9）。

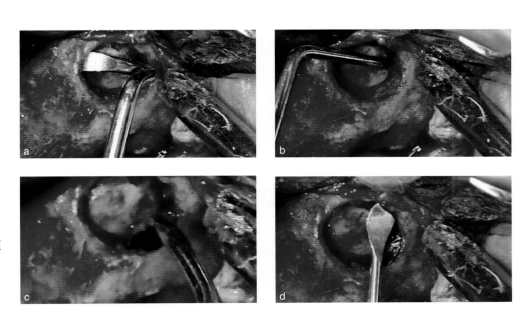

图5.7　黏膜提升的正确顺序。a）黏膜近中和b）远中提升；c）黏膜底部提升；d）黏膜上部提升。

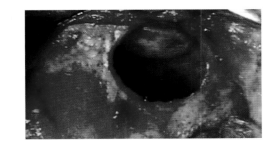

图5.8　黏膜随呼吸循环移动。

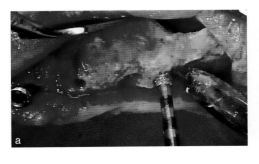
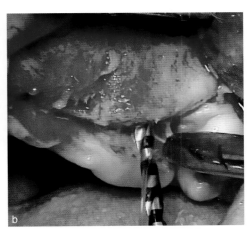

图5.9　窝洞预备。a）用超声骨刀预备种植窝；b）用专用种植钻预备种植窝。

上颌窦植骨程序

用猪骨（OsteoBiol® mp3®, Tecnoss®, Giaveno, Italy）进行上颌窦骨增量，从近远中开始（图5.10）。应格外小心，避免骨粉压得过紧，使颗粒之间有足够的血运重建。

计划同期植入时，继续填充上颌窦内侧部分，将种植体植入种植窝中。种植体植入和植骨完成后，用可吸收膜（OsteoBiol® Evolution, Tecnoss®, Giaveno, Italy）覆盖侧壁开窗处（图5.11）。

上颌窦底提升术联合牙槽嵴顶重建

当牙槽骨严重萎缩时，表现为极低的牙槽嵴高度（≤1mm）或合并水平向/垂直向缺损，建议采取进一步的外科手段。包括用骨块（异种或自体骨）重建外形和/或不可吸收材料维持空间。下面展示一些外科手术病例（参见病例3～病例5）。

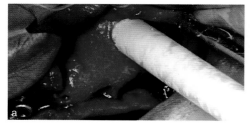
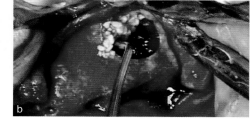
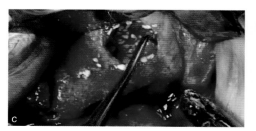
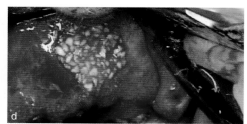

图5.10 上颌窦植骨程序。a）首先用专用无菌注射器将预水化胶原化骨生物材料（OsteoBiol®mp3®）输送到上颌窦内；b）初步填充窦腔近中部分，将材料压实；c）致密充填窦腔远中；d）完成窦腔植骨。

图5.11 骨窗和软组织创口关闭。a）放置可吸收膜覆盖窗口；b）不间断连续缝合；c）术后6个月口内X线片。

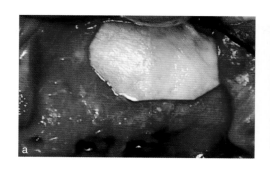
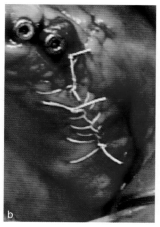
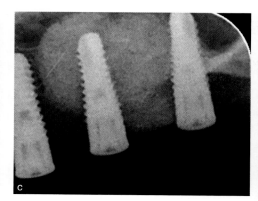

经牙槽嵴顶上颌窦骨增量使用小型黏膜提升套装（图5.12）

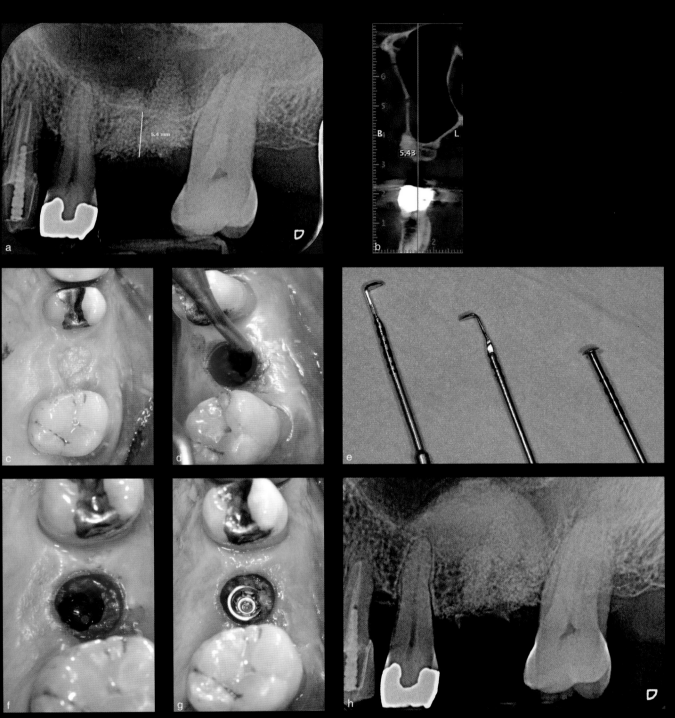

图5.12　a）标准化口内X线片显示上颌窦最低处可用骨高度为5.4mm。这颗牙齿10个月前因严重的牙周骨缺损拔除，牙槽窝内植入PCPB皮质-松质骨颗粒（OsteoBiol® mp3®，Tecnoss®，Giaveno，Italy）；b）CBCT扫描横截面图证实了可用骨高度，排除局部上颌窦底提升禁忌证。先前的牙周病导致轻微的黏膜增厚；c）无牙槽嵴顶缺损，黏膜牙龈完整（Chiapasco分类A型），可采取不翻瓣手术；d、e）使用手用扩孔钻（SmartLift，Meta®，Reggio Emilia，Italy）经牙槽嵴备洞，工作长度精确到毫米；手用器械（EndoSinus，Maxil®，Fidenza，Italy）微创提升上颌窦黏膜；f～h）用Valsalva法检查黏膜完整性，将猪源皮质-松质骨预水化胶原化骨凝胶（OsteoBiol® Gel 40，Tecnoss®，Giaveno，Italy）注入提升的黏膜与窦底间，植入种植体封闭入口。

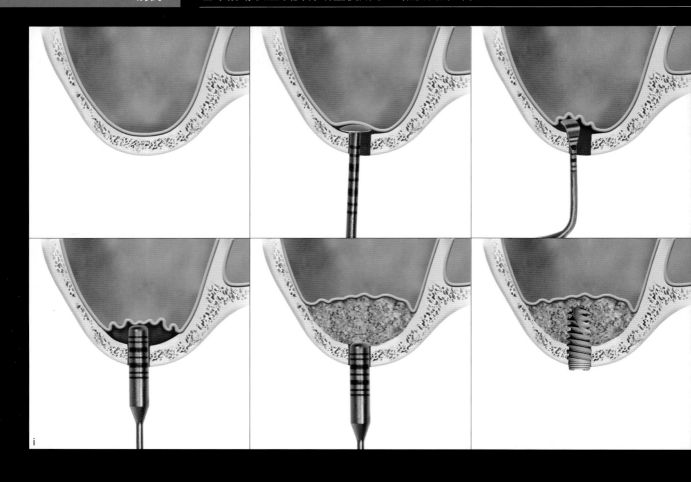

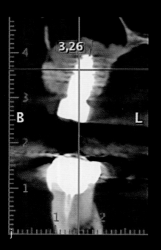

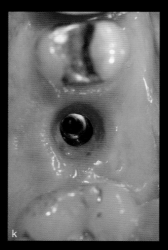

图5.12（续）　i）使用微创器械（EndoSinus, Maxil®, Fidenza, Italy）经牙槽嵴顶提升上颌窦黏膜示意图；j）术后影像可见上颌窦内植骨材料和10mm长种植体，位于施耐德膜下8mm厚移植物层下；k）4个月后完成最终修复；l、m）X线片及口内检查牙冠就位情况，CBCT断层图像显示猪骨移植物仍处于改建阶段（n）。

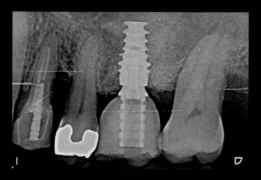

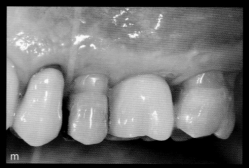

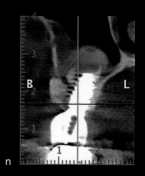

经牙槽嵴顶上颌窦底骨增量使用专用骨凿（图5.13）

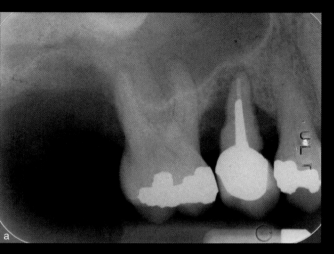
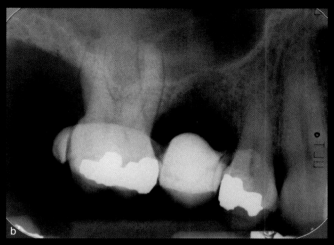

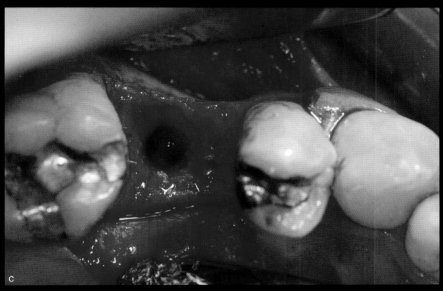

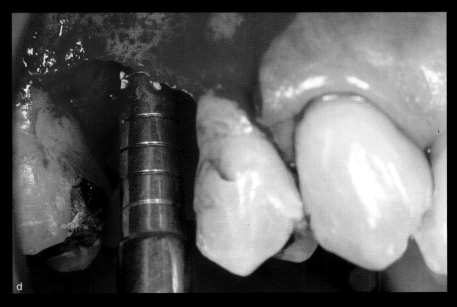

图5.13　a）15因牙周破坏和根折而拔除；b）术前X线片显示局部临时活动义齿；c）翻开黏骨膜瓣，暴露术区，用专用种植钻或超声骨刀经牙槽嵴顶预备种植窝，精确控制工作长度；d）用骨凿提升上颌窦底，同时植入异种骨生物替代材料（OsteoBiol® Gen-Os）。

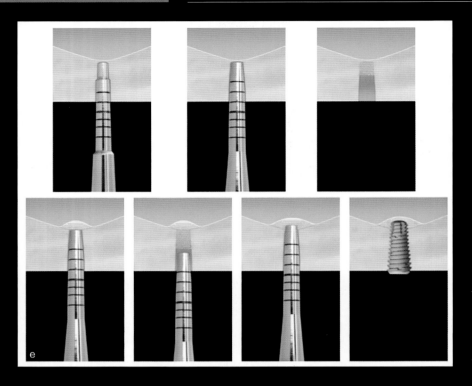

图5.13（续） e）牙槽嵴顶入路骨凿技术示意图；f）原位种植颊面观和g）殆面观；h）术后的影像显示上颌窦内移植物和10mm种植体，位于施耐德膜下方3mm厚移植物层之下；i）术后6个月X线片显示上颌窦内施耐德膜下种植体周围和顶部骨再生。

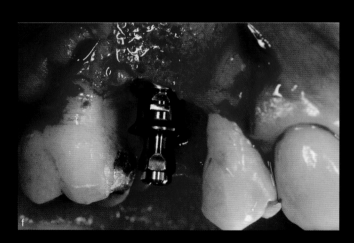

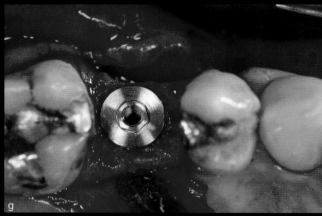

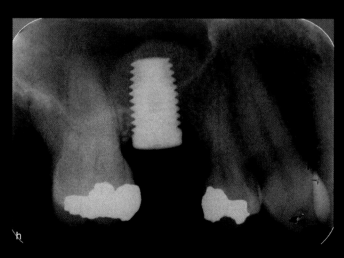

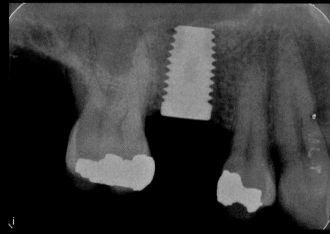

上颌窦底提升术联合GBR治疗5H型缺损（1）（图5.14）

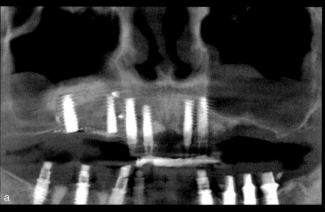

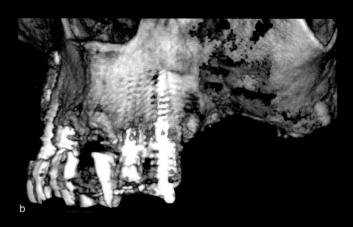

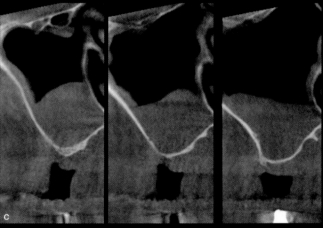

图5.14　a、b）一位5H型缺损（Chiapasco 2008）患者上颌窦黏膜可见明显病理性改变；c）CT截面图可见鼻窦开口，牙槽骨高度仅1mm。这种情况可能因缺乏初期稳定性无法同期植入种植体；d、e）垂直向、水平向牙槽骨缺损；f、g）翻瓣后可见明显上颌窦气化和牙槽骨吸收。

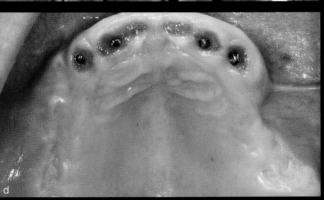

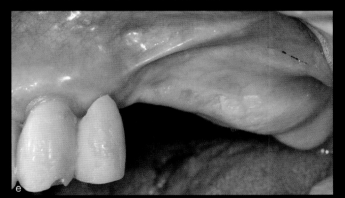

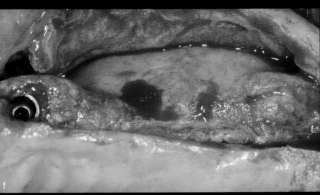

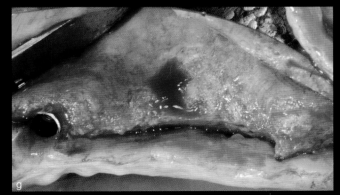

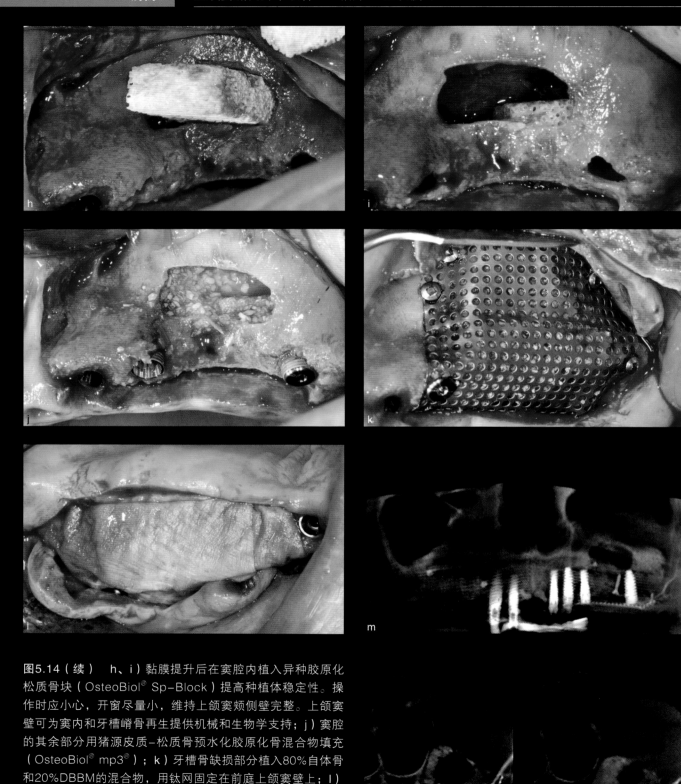

图5.14（续）　h、i）黏膜提升后在窦腔内植入异种胶原化松质骨块（OsteoBiol® Sp-Block）提高种植体稳定性。操作时应小心，开窗尽量小，维持上颌窦颊侧壁完整。上颌窦壁可为窦内和牙槽嵴骨再生提供机械和生物学支持；j）窦腔的其余部分用猪源皮质-松质骨预水化胶原化骨混合物填充（OsteoBiol® mp3®）；k）牙槽骨缺损部分植入80%自体骨和20%DBBM的混合物，用钛网固定在前庭上颌窦壁上；l）用双层胶原膜覆盖钛网，避免结缔组织长入；m）用固位钉和种植体将异种骨块固定，在另一方面，可获得较好的初期稳定性；n、o）术后CBCT截面图显示固位钉、骨块、原始牙

上颌窦底提升术联合GBR治疗5H型缺损（2）（图5.15～图5.17）

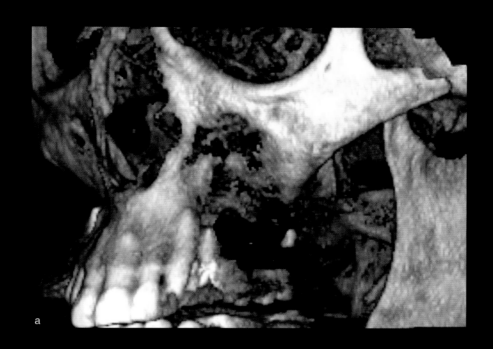

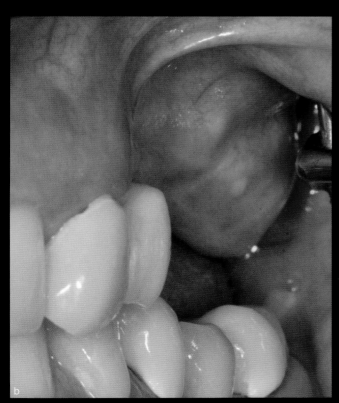

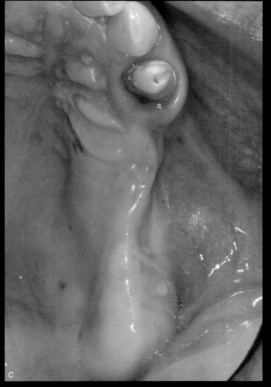

图5.15　a～c）左上颌5H型缺损，24、25、26、27和28缺失。CBCT检查时24仍在。

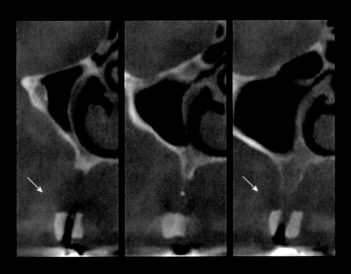

图5.16 CT分析截面图。可见鼻窦口和施耐德膜无病理性改变。骨缺损主要来自牙槽骨而不是上颌窦。

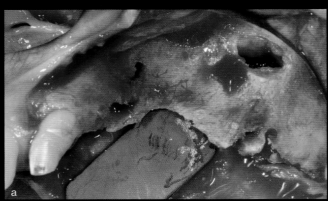

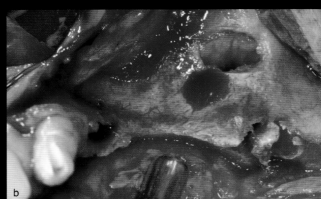

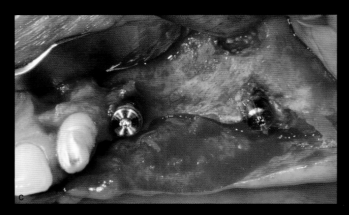

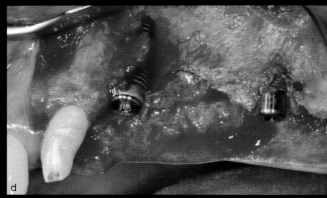

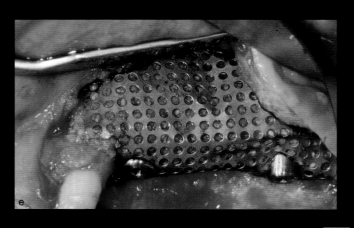

图5.17 上颌窦底提升术联合GBR。a、b）窦内骨缺损相对较少，因此开窗尽量小，也为了保留尽可能多的颊侧骨壁有助于骨再生；c）上颌窦内用猪源皮质－松质骨预水化胶原化骨混合物（OsteoBiol® mp3®）填充；d）同期植入种植体，用80%自体骨和20%DBBM混合物进行牙槽嵴骨增量；e）用钛网将移植物颗粒稳定固定在上颌窦前壁。

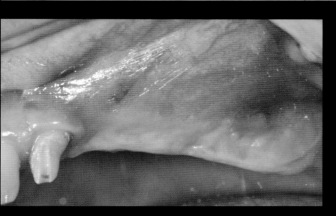
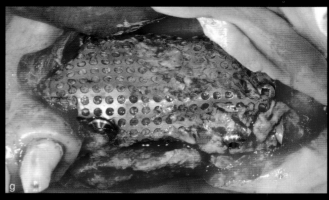

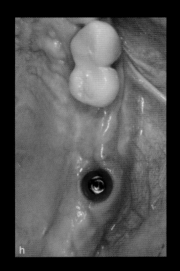
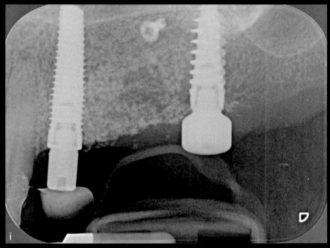

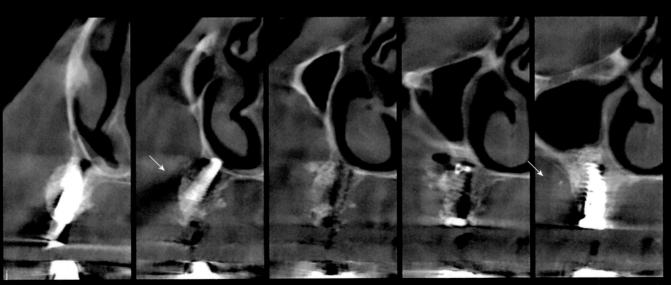

图5.17（续）　f、g）9个月后，取出钛网，旋入愈合基台，半厚瓣根向复位，纠正膜龈联合畸形；h、i）最终的临床和放射学表现；j）9个月后CBCT显示种植体与移植物结合良好。

用锚定异种骨块的上颌窦底提升术处理种植体折断病例（图5.18）

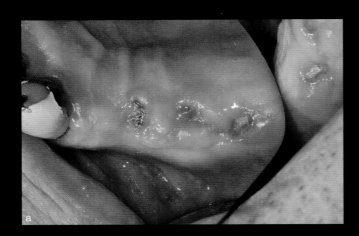 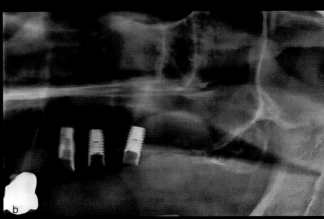

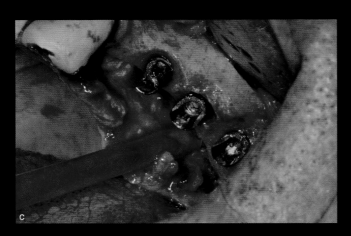 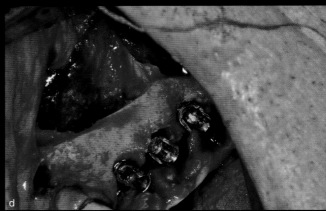

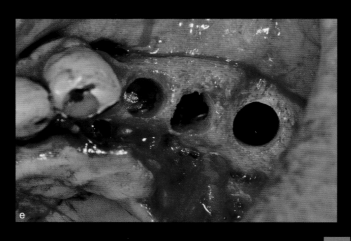

图5.18　a）暴露前折断种植体的口内像。b）折断种植体的X线片。c）暴露折断种植体。从23远中到27做一牙槽嵴顶切口。翻瓣暴露牙槽嵴和上颌窦侧壁。d）从上颌窦底将施耐德膜抬升。用小球钻去骨，在上颌窦外侧壁23远中至27区域开窗。取下骨窗，在无菌生理盐水中保存。然后从上颌窦的底部小心提升施耐德膜。e）用相应直径的环钻（Astra Tech，Sweden）在大量生理盐水冲洗下取出折断种植体。大量无菌生理盐水灌洗下，可以观察到骨缺损区域的死骨。然后在盐水冲洗下骨缺损中进行骨成形术，获得新鲜出血骨面。

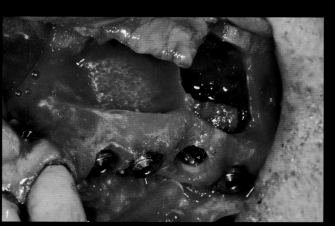

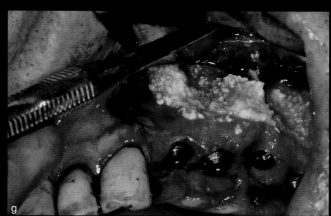

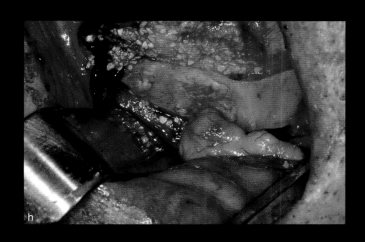

图5.18（续） f）植入种植体并锚定骨块。用手术刀将异种骨块（OsteoBiol® Sp-Block, Tecnoss®, Giaveno, Italy）修整成形，置于上颌窦底。将骨块牢牢地固定在适当的位置，近中两个位点重新预备种植窝，植入两颗直径更大的种植体。骨块被植入的两颗新种植体固定住。第三个最远中的种植体在新的位点植入，同样用种植体锚定骨块。g）骨块与上颌窦之间，以及种植体与骨表面之间的空间用异种骨屑填充（OsteoBiol® mp3®）。h）将取下的骨窗复位。i）用胶原膜（OsseoGuard®, Biomet 3i®, USA）覆盖骨增量区域。

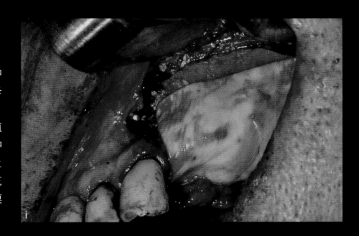

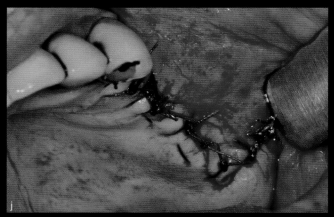

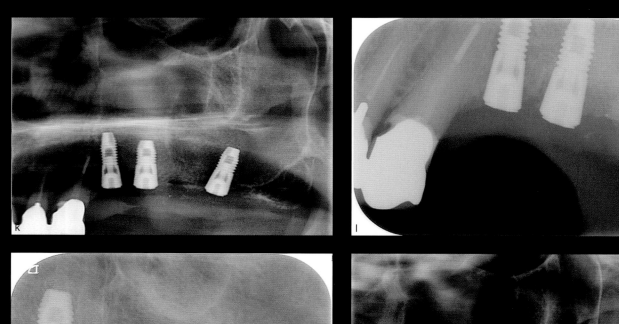

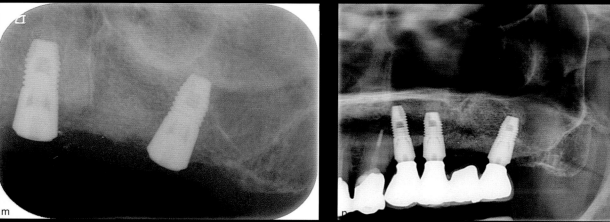

图5.18（续） j）无张力缝合；k）术后即刻放射线片可见种植体固定于骨增量区；l~n）术后6个月X线片显示上颌窦内骨改建。随后直接连接基台，新的修复体使用螺丝固位。

结论

　　侧壁开窗上颌窦底提升是一种可预期的上颌后牙区骨增量方式，可以提供充足的骨量以供种植体植入。计划进行上颌窦底提升术的患者都应接受临床和影像学评估，排除影响上颌窦通气和内稳态的情况。这种方式可以降低骨增量并发症和失败的风险。

　　本章中临床和组织形态学发现胶原化猪源皮质-松质骨是一种优秀的生物材料，可用于上颌窦骨增量。

　　本章作者特别指出，经验丰富和训练有素的外科医生是成功实施骨增量手术的关键因素。

推荐阅读

[1] Artzi Z, Nemcovsky CE, Tal H, Dayan D. Histopathological morphometric evaluation of 2 different hydroxyapatite-bone derivatives in sinus augmentation procedures: a comparative study in humans. J Periodontol 2001;72:9-11.

[2] Boyne PJ, James RA. Grafting of the maxillary sinus floor with autogenous marrow and bone. J Oral Surg 1980;38:613-616.

[3] Carmeli G, Artzi Z et al. Antral computerized tomography pre-operative evaluation: relationship between mucosal thickening and maxillary sinus function. Clin Oral Implants Res 2011;22:78-82.

[4] Chiapasco M, Zaniboni M, Rimondini L. Dental implants placed in grafted maxillary sinuses: a retrospective analysis of clinical outcome according to initial clinical situation and a proposal of defect classification. Clin Oral Implants Res 2008;19(4):416-428.

[5] Del Fabbro M, Testori T, Francetti L, Weinstein R. Systematic review of survival rates for implants placed in the grafted maxillary sinus. Int J Periodontics Restorative Dent 2004;24:565-577. Review.

[6] Misch CE. Maxillary sinus augmentation for endosteal implants: organized alternative treatment plans. Int J Oral Implants 1987; 4:49-58.

[7] Nannmark U, Sennerby L. The bone tissue responses to pre-hydrated and collagenated corticocancellous porcine bone grafts: a study in rabbit maxillary defects. Clin Implant Dent Relat Res 2008;10:264-270.

[8] Piattelli M, Favero GA et al. Bone reactions to anorganic bovine bone (Bio-Oss) used in sinus procedures: a histologic long-term report of 20 cases in humans. Int J Oral Maxillofac Implants 1999;14:835-840.

[9] Saffar JL, Colombier ML, Detienville R. Bone formation in tricalcium phosphate-filled periodontal intrabony lesions. Histological observations in humans. J Periodontol 1990;61(4):209-216.

[10] Silvestri M, Martegani P et al. Simultaneous sinus augmentation with implant placement: histomorphometric comparison of two different grafting materials. A multicenter double-blind prospective randomized controlled clinical trial. Int J Oral Maxillofac Implants 2013;28(2):543-549.

[11] Skoglund A, Hising P, Young C. A clinical and histologic examination in humans of the osseous response to implanted natural bone mineral. Int J Oral Maxillofac Implants 1997;12:194-199.

[12] Smiler DG, Holmes RE. Sinus lift procedure using porous Hydroxyapatite: a preliminary clinical report. J Oral Implantol 1987;13(2):239-253.

[13] Summers RB. A new concept in maxillary implant surgery: the osteotome technique. Compendium 1994;15(2):152-162.

[14] Tadjoedin ES, de Lange GL et al. High concentrations of bioactive glass material (biogran) vs. autogenous bone for sinus floor elevation. Clin Oral Implants Res 2002;13:428-436.

[15] Tatum HJI. Maxillary and sinus implant reconstructions. Dent Clin North Am 1986;30:207-229.

[16] Valentini P, Abensur D et al. Histological evaluation of Bio-Oss in a 2-stage sinus floor elevation and implantation procedure. Clin Oral Implants Res 1998;9:59-64.

[17] Wagner JR. A 3 1/2-year clinical evaluation of resorbable hydroxylapatite OsteoGen (HA Resorb) used for sinus lift augmentations in conjunction with the insertion of endosseous implants. J Oral Implantol 1991;17(2):152-164.

骨片技术：一种新的骨增量方法
The Bone Lamina Technique:A Novel Approach to Bone Augmentation

Hannes Wachtel, Christian Helf, Tobias Thalmair

背景

引导骨再生（GBR）如今已成为治疗牙槽骨和种植体周围骨缺损以及进行种植体植入前骨增量手术的重要治疗方法。该技术基于防止骨缺损内牙龈上皮的优先生长的概念，创造一个供有再生潜能的细胞繁殖的独立空间。用作GBR屏障膜的材料必须满足特定的设计标准，例如生物相容性、组织整合、细胞的屏障性、营养转移、制造空间能力以及临床中的易用性。

生物相容性

生物相容性是种植材料的先决条件，并且明确了在适当的宿主反应下特定应用的材料的功能。各种合成的可吸收材料，例如聚乳酸和聚乙醇酸，已被用作屏障膜。合成的可吸收的屏障膜将降解产物释放到周围的宿主组织中，这可能导致不良的局部和全身效应。

胶原膜被局部浸润的巨噬细胞和中性粒细胞分泌的活性酶降解。各种交联技术（戊二醛、二苯基磷酰肼或六亚甲基二异氰酸酯）被使用来延缓它们的再吸收，但由于细胞毒性作用导致膜生物相容性降低。

组织整合

主要是屏障膜的表面性能、孔隙率和化学性质决定了愈合过程中组织的向内生长与表面结合。具有理想组织整合能力的膜可以改善骨增量区域的机械稳定性。

双层胶原膜具有很高的组织整合和血管形成的潜力，并且观察不到任何的异物反应，从而为软组织愈合提供理想条件。然而，交联膜仅显示出有限的组织整合，仅允许结缔组织与屏障结构的最低程度的结合。这对于在整个愈合期间维持屏障上方初期伤口封闭可能很关键。延长的生物降解似乎与组织整合和血管形成减少以及异物反应增强有关。

细胞的屏障性

细胞的屏障性是从骨再生区域屏蔽上皮细胞的必需的膜特性。然而，营养物质通过屏障膜的渗透对于成功的再生也是至关重要的。

组织屏障性是获得最佳GTR效果的条件之一。并且，大孔空间提供装置可以增加临床GTR疗法的可预测性。大孔膜容易使炎症反应局限的纤维-血管成分长入。这种组织向内生长可以稳定伤口，并在早期愈合期间确保组织瓣的营养成分，从而防止伤口裂开和膜破裂。

制造空间能力

膜对空间维持的功效可以描述为用在愈合期间抵御塌陷和维持特定空间的能力。屏障膜塌陷的风险与所用材料的刚性密切相关。空间维持时间似乎是强有力影响GBR / GTR结果的重要因素。骨再生的程度受骨缺损的形态影响。

至于缺损的形状和大小，屏障膜塌陷到伤口区域会限制骨再生空间。生物可吸收性屏障膜被巨噬细胞和多形核白细胞分泌的活性酶快速降解，导致膜对塌陷的抵抗力差，使得不良类型的细胞进入隔离的伤口区域。

本章介绍了GBR中的一个新技术——骨片技术。这种方法为空间维持和血凝块保护提供了生物相容性和机械稳定性。

临床应用

在牙槽骨水平向增量中，已经有许多外科手术方式来创造足够的骨宽度。这些程序涉及不同类型的植入物（自体移植物、异体移植物、异种移植和骨替代品）的应用和引导骨再生（GBR），在植骨时单独或联合使用。系统评价的结果表明，分阶段的GBR可以获得很高的成功率。现有的数据表明，在种植体植入位点骨量不足的情况下，GBR在水平方向上的骨增量是可预测的和成功的。骨增量的不同手术方式各有优缺点。

可吸收屏障膜的主要缺点是可降解材料失去其机械强度，导致膜对塌陷的抵抗力差和不能保持足够的空间。可通过植入材料来防止塌陷以支持屏障膜并保持其原始位置。但是，没有研究确定屏障膜所需的实际时间。尽管如此，长达6个月的持久屏障效应似乎是令人满意的。

具有稳定态的不可吸收膜似乎能够在一段持久的时间内保持足够的骨再生空间。尽管它们具有良好的临床效果，但是仍存在一些缺点。最常见的并发症是膜暴露和感染。临床效果与愈合过程是否受损有很大关系，特别是瓣开裂和早期自发性的膜暴露，伴随着细菌的繁殖。因此，应尽早取出。

随机临
的病例

技术要点

骨片技术是用了一层猪皮质骨作为屏障结合胶原膜完成水平向骨增量的一项技术。在局部麻醉后，做牙槽嵴正中切口并延伸至邻牙唇侧，同时在远中邻牙的远颊轴角处做垂直松弛切口，切口需延伸至黏膜转折处。全层翻瓣后使骨膜减张以达到切口的无张力闭合。皮质骨表面用小球钻制备孔洞以诱导出血，并为骨移植材料提供机械固位（图6.3a）。

在使用前，先将皮质骨基质（OsteoBiol® Soft Cortical Lamina, Tecnoss®, Giaveno, Italy）在灭菌生理盐水中浸泡3分钟。等达到适宜的弹性后可根据牙槽嵴的解剖形态进行塑形并在根方用膜钉固定（图6.3b）。为避免暴露，膜边缘需要距离邻牙有1mm的距离。随后将猪源皮质–松质骨材料（OsteoBiol® mp3®）放置在颊侧以达到理想的骨宽度（图6.3c），将皮质骨板覆盖骨粉材料并放置在腭侧瓣下方（图6.3d），最后在皮质骨板上方覆盖一层胶原膜（OsteoBiol® Evolution）（图6.3e）。采用褥式和间断缝合技术关闭创口（Gore-Tex® CV5, WL Gore & Associates, Germany）（图6.3f）。

术后指导患者连续用0.2%氯己定漱口液每天3次含漱至少2周。为减少术后肿痛，可指导患者口服布洛芬600mg。7天后拆除缝合线。6个月后获得良好的骨增量后可以植入种植体（图6.3g～i）。

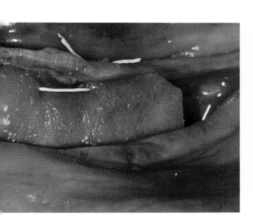
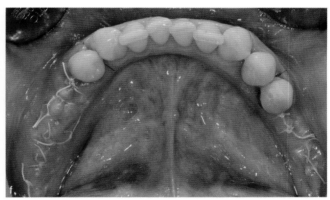
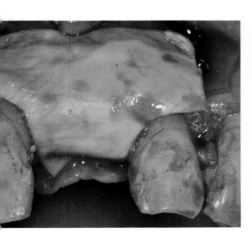
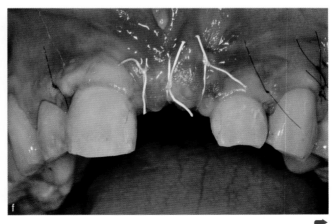

➡

*注：此页非印装质量问题，为防控盗版特殊设计。

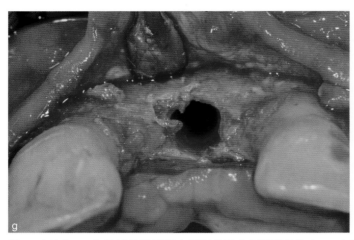 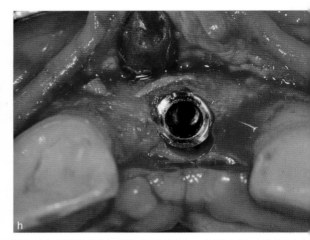

图6.3（续） g）经过骨增量程序后可获得良好的种植位点；h）种植体植入后唇腭侧余留充足的骨量；i）严密缝合软组织。

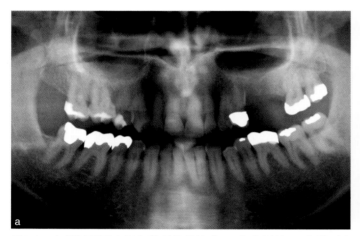 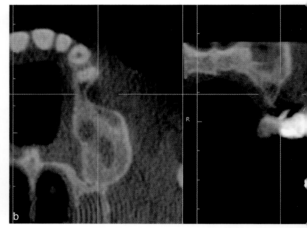

图6.4 上颌后牙区水平向骨吸收的治疗。a）全景片；b）锥形束CT显示拟种植的位点处骨量不足；c）翻瓣前所见的颊侧骨缺

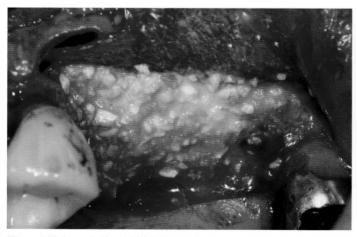 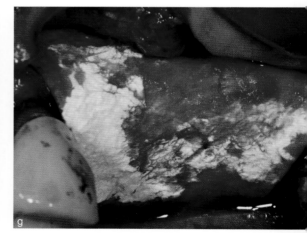

图6.4（续） f）植入材料（骨代颗粒）；g）覆盖修整过的可吸收胶原膜；h）褥式和间断缝合软组织，达到组织的一期关闭

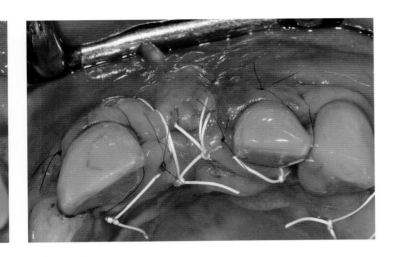

骨片技术适用于上颌后牙

吸收（图6.4）。组织学切片

皮质骨板几乎完全吸收并被新

织替代（图6.5）。

由于在组织学分析中无法

骨盾的结构，我们可以假定这

胶原膜会在6个月内吸收并在

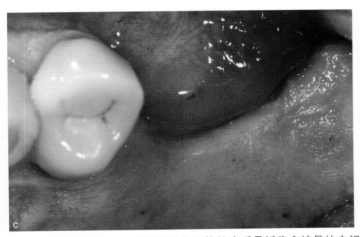

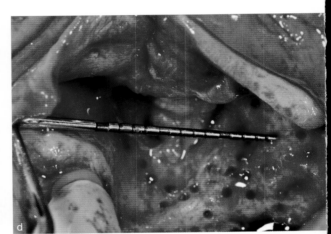

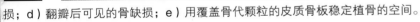

损；d）翻瓣后可见的骨缺损；e）用覆盖骨代颗粒的皮质骨板稳定植骨的空间。

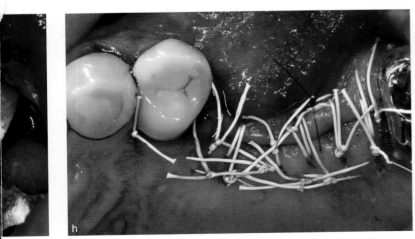

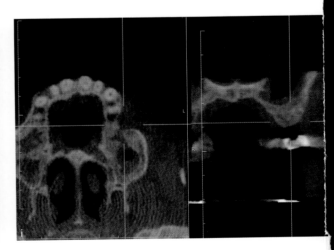

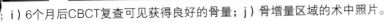

i）6个月后CBCT复查可见获得良好的骨量；j）骨增量区域的术中照片。

对（图6.1）或与种植体植入相□□，这通常与瓣开裂或开窗骨缺□□使用由猪皮质骨板制成的可吸□□颗粒骨替代物，这种膜似乎能够保持骨细胞向内生长的空间，它有助于骨再生和骨新生。为了改善组织整合，胶原膜被置于外层。通过膜的细胞屏蔽作用，软组织的胶原纤维可以与膜紧密结合，并且实现更好的伤口早期愈合。

迄今为止，没有针对骨片技术□床对照研究，仅有一些具有良好结□报告。

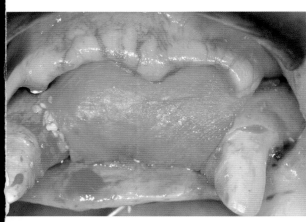
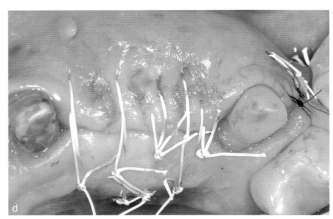

®, Giaveno, Italy）进行骨增量；c）覆盖可吸收膜；d）软组织严密缝合。

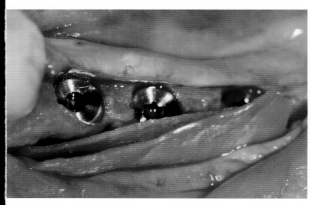
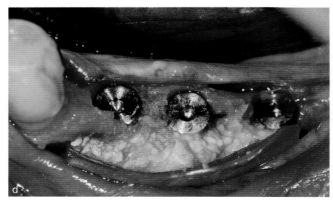
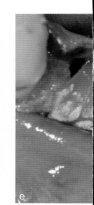

□骨板膜至适合缺损的形状；d）进行骨增量；e）可吸收膜覆盖以保护和稳定移植物；f）软组织严密关闭。

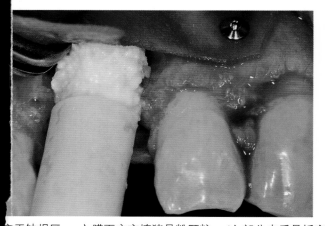
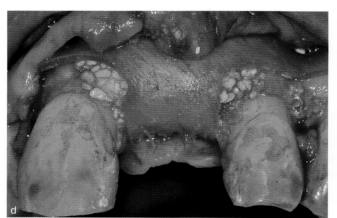
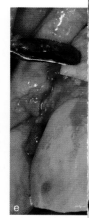

□定于缺损区；c）膜下方充填猪骨粉颗粒；d）部分皮质骨板塞入腭侧瓣下方；e）骨板上方覆盖可吸收胶原膜；f）褥式和间断缝合软组织。

许多临床研究报道，与常规埋入愈合相比，膜暴露后的伤口感染会减少骨再生的量。不可吸收膜的另一个缺点是需要进一步手术以移除膜。这可能损伤所获得的再生组织，因为很明显翻瓣会导致一定程度的牙槽骨吸收。

从生物学的角度来看，应优先考虑那些易于操作、创伤小且并发症风险最小的手术或材料。

骨片技术可以用于种植体植入之前进行

水平向骨增量日
结合（图6.2）
损有关。

骨片技术
收生物膜结合

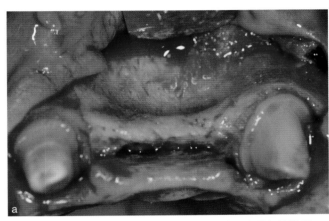 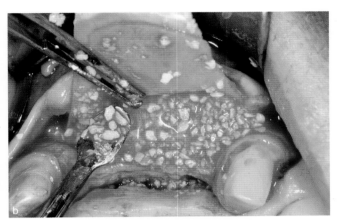

图6.1　在萎缩的上颌牙槽骨应用骨片技术进行水平向骨增量。a）上颌前牙美学区的牙槽骨萎缩；b）用mp3®（OsteoBiol®mp3®, Tecnoss

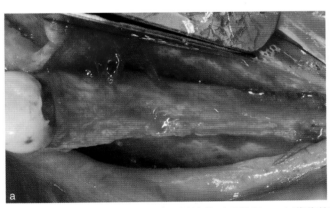 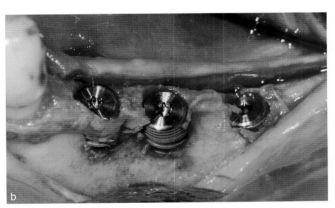

图6.2　骨片技术应用于种植体颊侧的骨裂开缺损。a）萎缩的下颌牙槽骨；b）种植体植入后剩余颊侧骨板呈裂开型骨缺损；c）修整

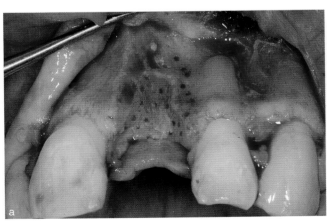 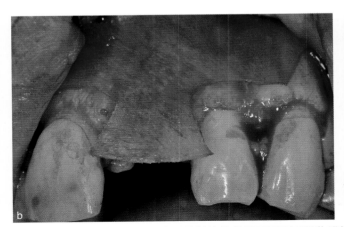

图6.3　在上颌前牙美学区应用骨片技术改善牙槽骨萎缩。a）翻瓣后可见牙槽嵴骨缺损；b）皮质骨板修整并用两颗不可吸收膜钉固

区的水平向骨
显示在6个月后
生成的结缔组

发现膜及皮质
项技术显示了
膜下形成新的

骨组织。此外，在缺损的顶端发现了一些疏松的结缔组织，这些组织具有良好的血管化程度且没有明显的排异反应。这显示了在膜逐渐吸收的过程中同时替代形成了一层软组织。这要求膜要有一定的空隙率，以满足细胞和细小血管的通过。

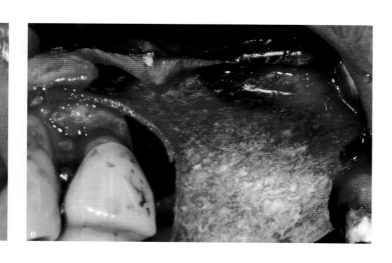

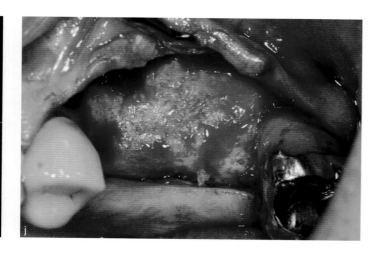

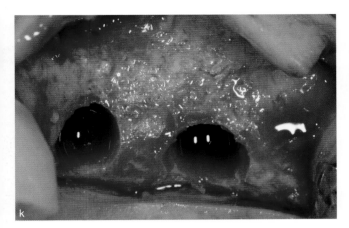

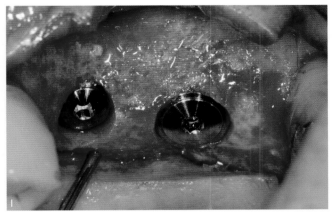

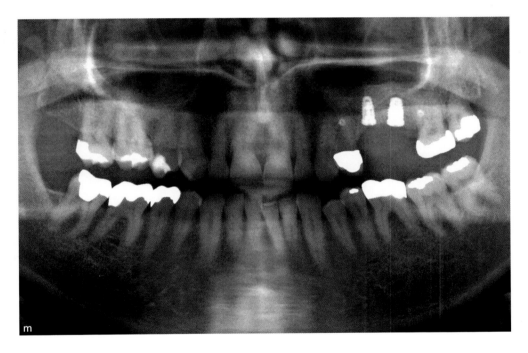

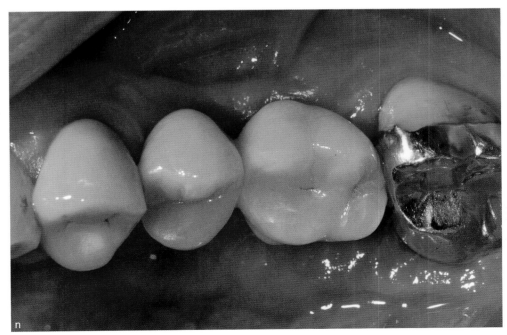

图6.4（续）　k）种植窝预备；l）以修复为导向植入2颗种植体；m）6个月后全景片显示种植体周围形成稳定的骨组织愈合；n）固定冠修复。

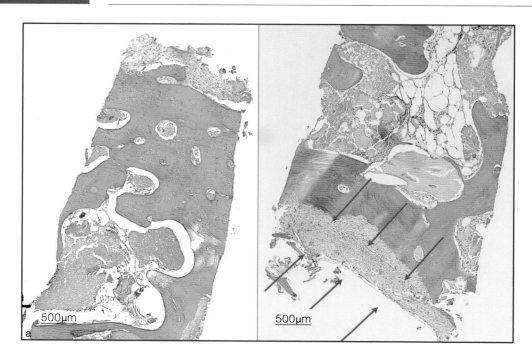

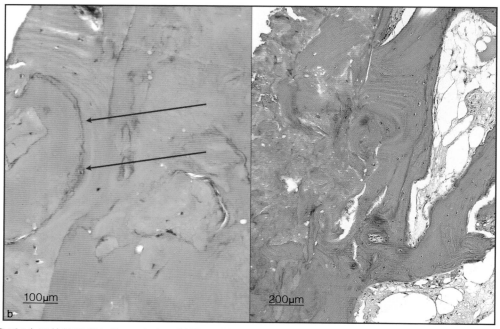

图6.5 骨增量术后6个月的组织学切片。a）左：新骨和剩余的移植骨颗粒，右：镜下显示皮质骨板基本完全降解；b）左：剩余的骨粉颗粒被包裹在新骨内，右：显示了骨粉颗粒的吸收和重建。

结论

　　骨片技术能实现某些特殊设计条件的GBR技术，并使牙槽嵴缺损处获得生物和机械特性均成功的骨增量效果。以下病例汇报了从拔牙到最终重建的全部过程。

骨片技术（图6.6）

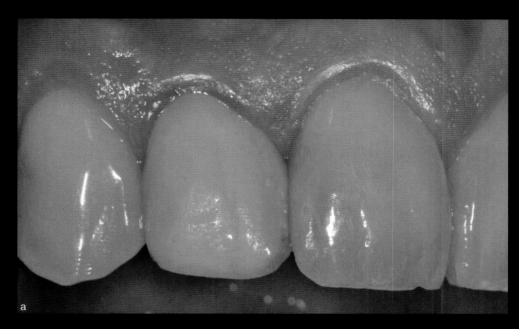

图6.6 上颌中切牙由于根管
治疗失败需要拔除。a）术
前片显示根管内有充填物影
像；b）根尖示踪片；c）无
损伤拔除患牙；d）游离龈移
植行牙槽嵴位点保存。

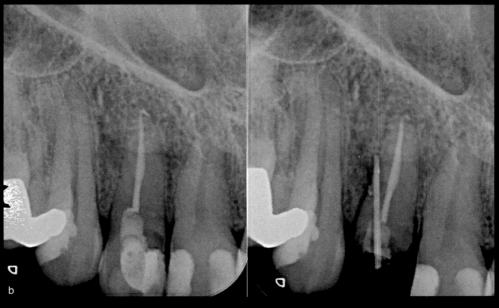

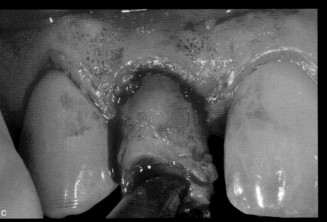

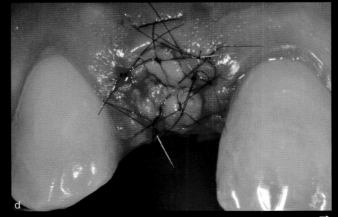

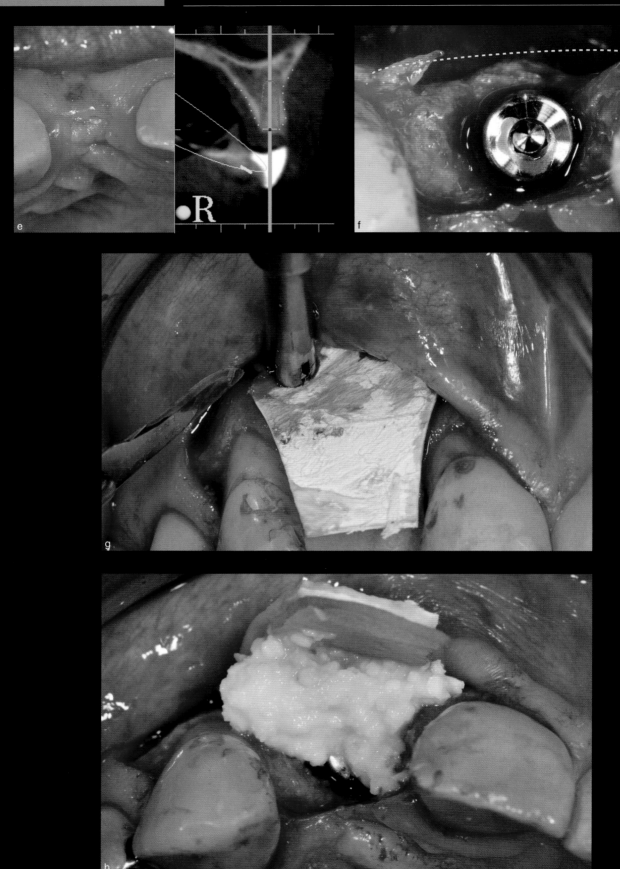

图6.6（续） e）左：殆面观显示牙槽骨量有限，右：CBCT影像；f）标记了在种植体植入后颊侧骨缺损的范围，需要进行额外的骨增量程序；g）用钛膜钉固定皮质骨板和可吸收胶原膜；h）填塞骨粉颗粒。

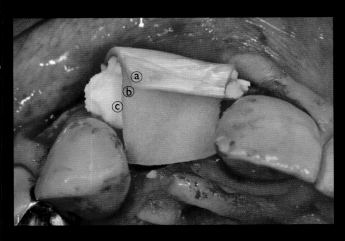

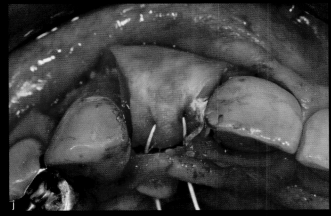

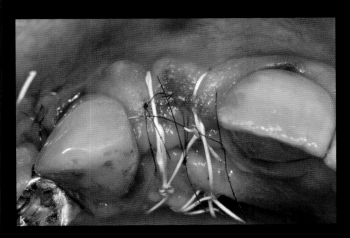

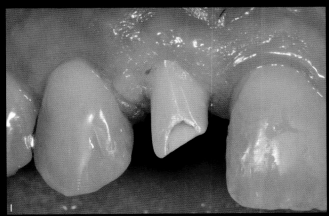

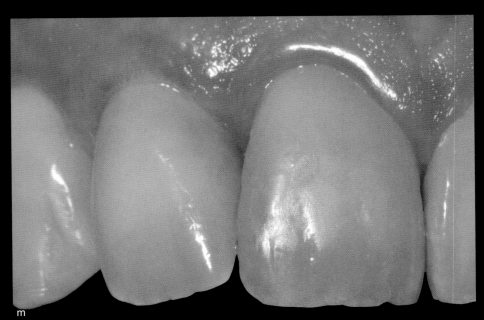

图6.6（续）　i）依次标记出骨片技术的3个要素：可吸收胶原膜、皮质骨板以及骨粉颗粒；j）将胶原膜固定在腭侧瓣下方；
k）伤口严密缝合；l）基台就位以后；m）最终修复体戴入。

推荐阅读

[1] Augthun M, Yildrim M, Spiekermann H, Biesterfeld S. Healing of bone defects in combination with immediate implants using the membrane technique. Int J Oral Maxillofac Implants 1995;10:421-428.

[2] Bunyaratavej P, Wang H. Collagen membranes. A review. J Periodontol 2001;72,215-229.

[3] Buser D, Dula K, Belser U et al. Localized ridge augmentation using guided bone regeneration. II. Surgical procedure in the mandible. Int J Periodontics Restorative Dent 1995;15:10-29.

[4] Buser D, Dula K, Hirt H, Schenk R. Lateral ridge augmentation using autografts and barier membranes: A clinical study with 40 partially edentulous patients. J Oral Maxillofac Surg 1996;54:420-432.

[5] Dahlin C, Linde A, Gottlow J, Nyman S. Healing of bone defects by guided tissue regeneration. Plast Reconstr Surg 1988;81:672-676.

[6] Donos N, Mardas N, Chadha V. Clinical outcomes of implants following lateral bone augmentation: systematic assessment of available options (barrier membranes, bone grafts, split osteotomy). J Clin Periodontol 2008;35:173-202.

[7] Fickl S, Kebschull M, Schupbach P et al. Bone loss after full-thickness and partial-thickness flap elevation. J Clin Periodontol 2011;38:157-162.

[8] Hämmerle C, Jung R. Bone augmentation by means of barrier membranes. Periodontol 2000 2002;33:36-53.

[9] Haney JM, Nilveus RE, McMillan PJ, Wikesjo UM. Periodontal repair in dogs: expanded polytetrafluoroethylene barrier membranes support wound stabilization and enhance bone regeneration. J Periodontol 1993;64:883-890.

[10] Ignatius AA, Claes LE. In vitro biocompatibility of bioresorbable polymers: poly(L, DL-lactide) and poly(L-lactide-co-glycolide). Biomaterials 1996;17:831-839.

[11] Jensen SS, Terheyden H. Bone augmentation procedures in localized defects in the alveolar ridge: clinical results with different bone grafts and bone-substitute materials. Int J Oral Maxillofac Implants 2009;24 Suppl:218-236.

[12] Kohal RJ, Trejo PM, Wirsching C et al. Comparison of bioabsorbable and bioinert membranes for guided bone regeneration around non-submerged implants. An experimental study in the mongrel dog. Clin Oral Implants Res 1999;10:226-237.

[13] Lundgren D, Sennerby L, Falk H et al. The use of a new bioresorbable barrier for guided bone regeneration in connection with implant installation. Clin Oral Implants Res 1994;5:177-184.

[14] Polimeni G, Albandar JM, Wikesjo UM. Prognostic factors for alveolar regeneration: effect of space provision. J Clin Periodontol 2005;32:951-954.

[15] Polimeni G, Xiropaidis A, Wikesjö U. Biology and principles of periodontal wound healing/regeneration. Periodontol 2000 2006;41:30-47.

[16] Rothamel D, Schwarz F, Sager M, Becker J. Biodegradation of differently cross-linked collagen membranes: An experimental study in the rat. Clin Oral Implants Res 2005;16:369-378.

[17] Schenk RK, Buser D, Hardwick WR, Dahlin C. Healing pattern of bone regeneration in membrane-protected defects: a histologic study in the canine mandible. Int J Oral Maxillofac Implants 1994;9:13-29.

[18] Selvig K, Kersten B, Wikesjö U. Surgical treatment of intrabony periodontal defects using expanded polytetrafluoroethylene barrier membranes: influence of defect configuration on healing response. J Periodontol 1993;64:730-733.

[19] Simion M, Baldoni M, Rossi P, Zaffe D. A comparative study of the effectiveness of e-PTFE membranes with and without early exposure during the healing period. Int J Periodontics Restorative Dent 1994;14:166-180.

[20] Tatakis DN, Promsudthi A, Wikesjö U. Devices for periodontal regeneration. Periodontol 2000 1999;19:59-73.

[21] von Arx T, Broggini N, Jensen S. Membrane durability and tissue response of different bioresorbable barrier membranes: A histologic study in the rabbit calvarium. Int J Oral Maxillofac Implants 2005;20:843-853.

[22] Wiebe D, Megerman J, L'Italien GJ, Abbott WM. Glutaraldehyde release from vascular prostheses of biologic origin. Surgery 1988;104:26-33.

[23] Wikesjo UM, Lim WH, Thomson RC, Hardwick WR. Periodontal repair in dogs: gingival tissue occlusion, a critical requirement for GTR? J Clin Periodontol 2003;30:655-664.

[24] Zitzmann N, Naef R, Schärer P. Resorbable versus non-resorbable membranes in combination with Bio-Oss for guided bone regeneration. Int J Oral Maxillofac Implants 1997;12:844-852.

第7章

牙槽嵴水平向缺损的重建
Reconstruction of Horizontal Ridge Defects

Arndt Happe, Christer Slotte

背景

牙槽嵴水平向缺损重建的治疗方案

在过去的几十年中，用于牙槽嵴水平向缺损的各种治疗方案已经被充分描述，并且可靠性也得到了充分证明，例如引导骨再生（GBR）、自体骨移植、骨扩张和牵张成骨。其他治疗方案包括组织工程、骨形态发生蛋白和生长因子的使用仍然处于实验阶段。

自体骨移植物

多年来，使用自体骨移植物治疗口内骨缺损代表了水平向骨再生中的"金标准"。但在过去的10年中，自体骨在骨重建中的使用受到了骨替代材料的挑战。从磨牙后区或正中联合获取自体骨块，并固定于受植区的侧方和冠方，已被证明可以很好地整合（参见病例1）。

然而，取决于应用技术的差异，一些长期临床研究中已经显示出高的骨吸收率。文献中通常报道平均吸收率高达20%，有可能超过40%。为了减少骨增量的体积损失，von Arx和Buser（2006）提出用异种移植物和胶原膜覆盖自体单皮质骨块。学者们报道的平均总体积变化减少7%。尽管如此，单皮质骨块缓慢的重建速率可能影响种植体植入时的稳定性。

相反，颗粒骨显示出更快的转化速度和血管化速度。Khoury提出了一种技术，即Khoury"贝壳"技术，使用自体皮质骨板作为盾牌重建皮质骨板。该皮质骨板在其自身和受植区之间为填充骨碎片提供空间（参见病例2）。该技术可以促进较大体积骨缺损的重建。然而，骨移植物的获取可能导致患者的其他并发症和不适感。

除了种植体植入手术和口腔中的骨移植手术的常见手术并发症（例如感染等）之外，供区由于解剖结构不同而显示出特定的潜在并发症。医生必须告知患者潜在的风险，例如唇、牙齿或颏部的短暂或永久性神经感觉障碍，下前牙的牙髓敏感性可能降低12%。此外，取骨可能导致疼痛性的开口受限。然而，这似乎与临床技术无关。从磨牙后区取骨时最重要的并发症是下牙槽神经受到损伤引起

侧方植骨的牙槽嵴增量（图7.1）

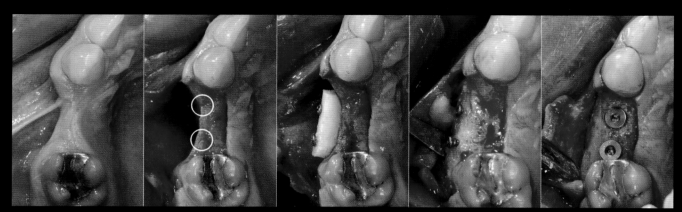

图7.1 14-15牙位的水平向牙槽嵴缺损。于计划种植位置翻瓣后显示的骨缺损。使用螺钉（直径1.2mm）固定取自下颌升支的单皮质自体骨移植物。4个月后移植物已经整合。计划植入的种植体位置很容易实现。

运用Khoury"贝壳"技术的三维牙槽嵴增量（图7.2～图7.4）

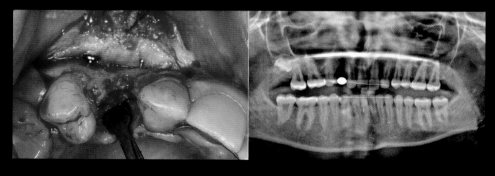

图7.2 患者在骨增量手术失败后被转诊。可以明显地看到三维骨缺损及之前手术放置的钛钉。对应的曲面断层片。

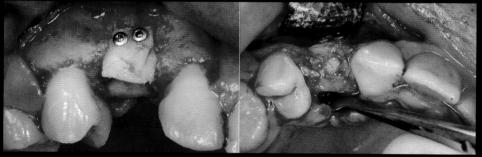

图7.3 薄的皮质骨板固定在颊侧和腭侧的牙槽嵴上，为骨再生提供空间。骨板内的空间充满了骨片。

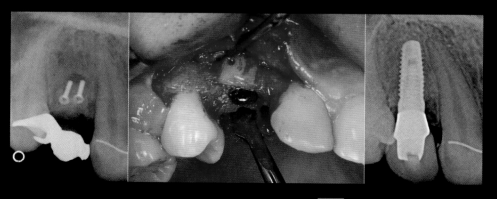

图7.4 骨增量手术后相应的根尖X线片。4个月后，将直径3.8mm的种植体植入骨再生部位。种植体植入后相应的根尖片。

的短暂或永久性神经感觉障碍。一些学者报道这种严重并发症的发生率为4%。然而，大多数学者在远期并发症方面没有报道。从正中联合取骨通常导致下前牙、下唇或颏部的神经感觉障碍。一些学者报道18个月后感觉障碍的并发症发生率高达52%。大多数学者报告3个月后这种并发症的发生率为7%～29%。

大范围的骨移植可能需要更大量的骨，通常不能从口内部位提供。取骨量较大的典型部位是髂嵴。然而，这种技术导致更大的不适感，并且需要患者住院治疗。综合考虑以上这些方面，使用不依赖于自体骨移植以减少生物学并发症的替代手术技术有着显著的临床优势。生物材料如异种或同种异体移植物，似乎具有很大的组织再生潜力。例如，在上颌窦底提升手术中，异种移植物显示了出色的临床表现。

以下部分描述了两种采用异种骨替代物进行骨重建的技术。

异种骨移植物

（异种）骨片技术

该技术的目的是使用颗粒性异种移植物重建牙槽嵴缺损部位，同时结合屏障膜在适当时间内起到空间维持作用。一般而言，该技术是通过用部分脱矿的异种移植物重建皮质骨板，利用足够强度的膜以维持再生空间但同时又易弯曲以适应该部位。这种骨板（OsteoBiol® Lamina，Tecnoss®，Giaveno，Italy）像屏障膜一样用于防止上皮细胞或结缔组织细胞向内生长进入缺损。同时，由于其机械性能，它提供了成骨空间并保护了植骨材料。由于它是一种生物产品，可以被吸收，但它能在5～6个月的时间内保持其屏障功能。在用骨移植物填充缺损之后，覆盖骨板，其为100%皮质骨，干燥时是刚性的，在水或者血液水化后变得柔韧。

胶原化的皮质–松质异种移植物（OsteoBiol®mp3®，Tecnoss®，Giaveno，Italy）是一种可单独使用或与自体骨结合使用的填充材料，取决于缺损部位的再生潜力。这种异种移植物由600～1000μm级预水化胶原化的猪源皮质–松质骨（PCPB）（90%）和胶原凝胶（10%）的混合物制成。在加工过程中，使用独特的生物技术来防止天然骨的陶瓷化并保留组织胶原蛋白。胶原蛋白被认为是骨再生的关键因素之一，因为它可作为血小板活化和聚集的有效底物。血小板在愈合过程的第一阶段起主要作用，其特征在于细胞因子和生长因子介导的化学信号的显著激活，例如PDGF、IGF1、IGF2和VEGF可激活成骨细胞和破骨细胞。此外，胶原蛋白在第二阶段用于吸引和分化骨髓中存在的间充质干细胞。它使成骨细胞的增殖速率提高了2～3倍，并在组织愈合过程中刺激血小板、成骨细胞和破骨细胞的活化。因此，胶原蛋白是不溶性底物，也是骨诱导信号的合适载体，并且能够支持和引导新的骨组织形成。

Trubiani等利用来自牙周韧带的间充质干细胞（PDL–MSC）在体外测试了猪

骨替代物的生物相容性。PDL-MSC对三维生物材料具有高亲和力，细胞能够在体外分化为成骨细胞。诱导30天后，将细胞与基质分离，细胞自我分化。皮质-松质组合物允许破骨细胞类型的逐渐吸收，同时具有相似的新骨形成速率。

临床应用

在无菌生理溶液中水化5～10分钟后，应对骨板进行成形，直至达到所需的尺寸和形状。此时它具有所需的可塑性并且可以适应植骨部位。经过成形的骨板，能够在固有骨和由骨板形成的新的颊侧骨壁之间提供成骨空间。骨板应当用钛钉固定，然后PCPB可以直接充填于由骨板形成的空间或骨缺损处。由于胶原蛋白成分，保证了移植物的稳定性，同时其亲水性能使血液快速吸附，从而形成必需的移植物的血管化。植骨材料必须由骨板覆盖，以防止软组织长入。最后，植骨材料和骨板之上再覆盖胶原膜（OsteoBiol®Evolution，Tecnoss®，Giaveno，Italy），以实现软组织的快速整合。必须使用显微手术技术进行细致且无张力的软组织缝合（参见病例3）。

在血液供应和血运重建方面，显微手术优于普通视野手术，对软组织的营养供给和愈合是十分必要的。使用克林霉素600mg（每天两次）或阿莫西林500mg（每天3次）在围手术期进行抗生素治疗并持续口服1周。术后给予非甾体抗炎药（Sympal®25mg，Berlin Chemie，Germany）和漱口液（0.2%氯己定）。大约5个月后，PCPB颗粒很好地整合并与新骨组织形成完整的连续性。Crespi等利用自身对照研究，证实了PCPB在牙槽嵴再生过程中具有较高的骨传导性。因此，根据临床情况，最少5个月的愈合时间是合适的。基础条件较差的部位（瘢痕、先前的干预、骨条件差）可能需要更长的愈合时间。组织学显示，伴随着异种移植物颗粒的吸收，大量新生骨和异种移植物颗粒形成良好的整合（参见病例4）。

（异种）复合骨块技术

复合骨块（OsteoBiol®Dual-Block，Tecnoss®，Giaveno，Italy）是猪来源的，含有皮质骨和松质骨。这种骨块能够支持新骨形成，因为其松质骨部分具有骨传导性，同时，其刚性的骨皮质表面可以长时间保持移植物体积。此外，Scarano等于2011年报道，胶原成分促进血液凝固，以及随后的再生和修复细胞的长入，有利于新骨形成。他们在手术后4个月使用骨髓活检，发现新生骨与生物材料颗粒紧密接触。骨-生物材料界面处不存在间隙或结缔组织。

运用（异种）骨片技术的牙槽嵴增量（图7.5～图7.11）

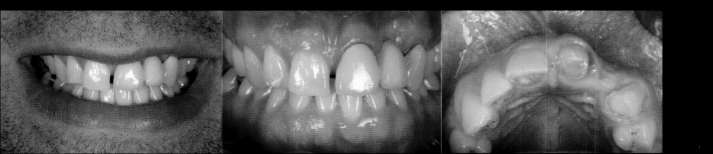

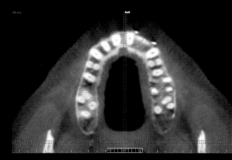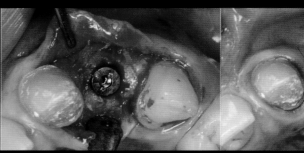

图7.9 6个月后CBCT显示宽度为10mm。显示出明显的皮质骨板和内部松质骨。根据计划好的位置植入适当大小的种植体。围绕愈合基台缝合软组织以获得穿龈愈合。

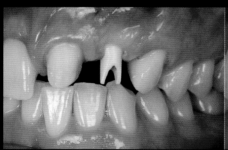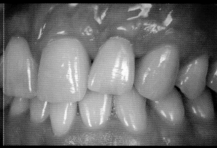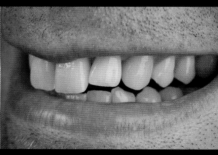

图7.10 3个月的愈合期后，戴入氧化锆基台和二硅酸锂全瓷冠完成最终修复。最终修复微笑像。

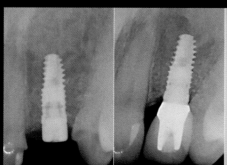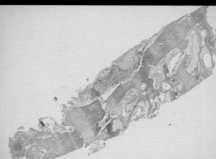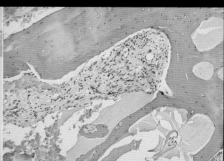

图7.11 种植体植入后的根尖X线片。戴入最终修复体后的根尖X线片。该病例的两种不同的放大倍数的组织学观察。

运用（异种）骨片技术的三维牙槽嵴增量（图7.12 ~ 图7.17）

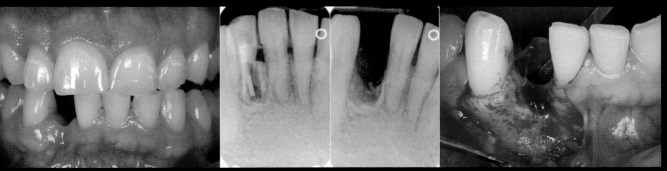

图7.12 临床观察显示42缺失伴骨缺损。X线片显示患牙及周围的骨缺损。临床观察显示三维骨缺损。

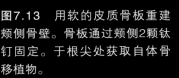

图7.13 用软的皮质骨板重建颊侧骨壁。骨板通过颊侧2颗钛钉固定。于根尖处获取自体骨移植物。

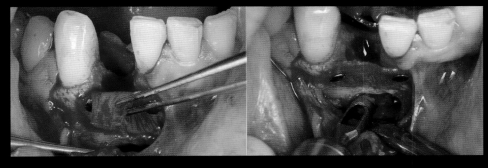

图7.14 获取的骨移植物。软的皮质骨板的形状如下：颊侧的骨板折叠到冠方可以覆盖舌侧和颊侧之间的植骨空间。骨板之间的空间充满了自体骨和骨替代物的混合物。

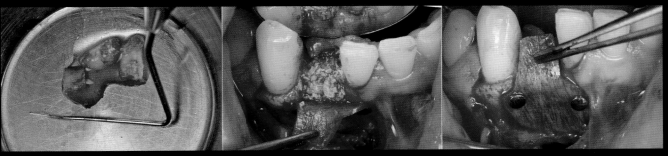

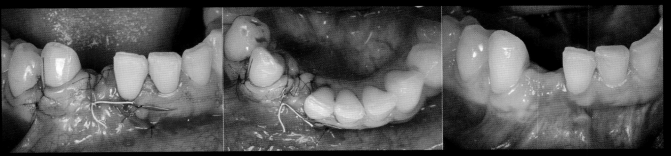

图7.15 采用显微外科技术进行软组织缝合（颊侧和殆面观）。4个月后愈合。透过软组织可以看到钛钉，并且可以在种植体植入前几周通过显微外科切口移除钛钉。

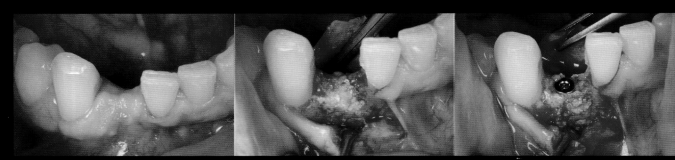

图7.16 　骨增量6个月后的牙槽嵴，先前已经移除了钛钉。愈合后牙槽嵴的临床观察。根据术前计划，植入直径为3.3mm的种植体。

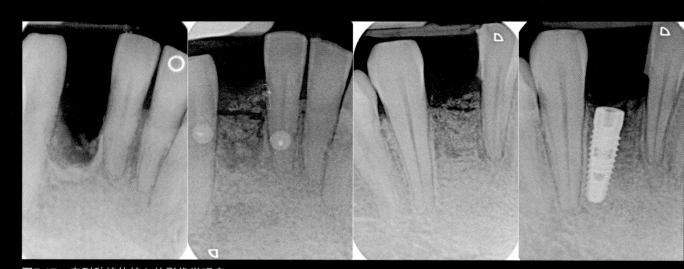

图7.17 　直到种植体植入的影像学观察。

治疗理念（图7.18）

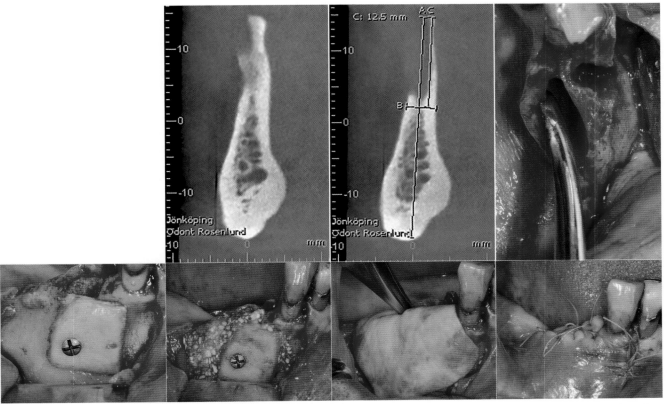

图7.18　X线片检查后，使用块状骨和颗粒状骨进行骨增量手术，并使块状骨的边缘平滑。微钛钉用于固定块状骨，胶原膜覆盖骨增量区域。进行伤口的严密缝合。

　　　　这些骨块必须先进行水化，这种预处理使骨块具有可延展性，以便在固定之前进行最终调整。修剪后，通过手指压力改变骨块形状以适应受植区。该操作有助于随后的微螺钉固定，同时使用胶原屏障膜减小植骨暴露的风险。此外，严密缝合将促进愈合。

　　　　两个病例（参见病例5和病例6）来自正在进行的关于极窄牙槽嵴的前瞻性临床研究，即牙槽嵴宽度最多3~4mm。进行基线临床检查；此外，同时获得了口内X线片和曲面断层片以及锥形束计算机断层扫描（CBCT）。根据预期的植骨位置进行前庭或牙槽嵴切口（切口必须距离移植材料最少5mm），并且翻开全层黏骨膜瓣。随后，将骨块放置到受植区并使用直径1.0~1.1mm的螺钉进行固定。放置可吸收的屏障膜以覆盖手术区域，并且在做骨膜切口后，重新复位黏骨膜瓣。

　　　　手术后，患者给予镇痛药、氯己定漱口液和抗生素。2~3周后取出缝线。术后至少3~4周不戴可摘修复体。手术后5~6个月，进行CBCT检查，然后再次进行手术并植入种植体。在种植体植入之前，术中获得骨组织活检。治疗2年后，再次进行CBCT扫描和口内X线检查。

（异种）复合骨块和mp3®

患者女性，她20岁左右的时候拔除了所有的上牙。经过20年的义齿佩戴，上颌的牙槽嵴非常薄。在手术前，调整义齿以建立功能性咬合和增加固位力。在手术中，4块复合骨块固定在上颌骨，并用mp3®填充骨块之间的区域。在初步愈合后，调整上颌义齿以减小对骨块的压力；顺利愈合。5个月后的CBCT显示骨移植物的稳定愈合。手术区域再次打开。发现其中一个骨块已经裂开，只有边缘部分与受植区结合。其他3个骨块稳定，6颗种植体埋置式

愈合。骨组织活检显示，骨块的松质部分显示出明显的骨形成，但在皮质部分没有活细胞。3个月后进行二期手术。所有6颗种植体都是稳定的，骨移植物很好地整合在一起。再一次的骨组织活检显示，血管长入移植物的皮质部分。移植后2年，可以观察到稳定和健康的临床状态。CBCT显示牙槽嵴宽度几乎增加了3倍。口内X线片未发现种植体周围骨吸收（图7.19～图7.21）。

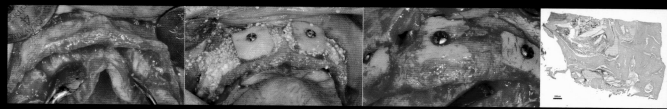

图7.19 这种刃状的上颌骨通过4个骨块进行治疗。在6个月时，愈合良好，骨组织活检的结果显示出新骨形成。

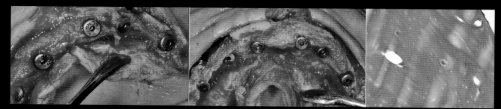

图7.20 在骨增量后的上颌骨进行第二阶段种植体植入后，又进行了一次活检，显示甚至连皮质部分也血管化。

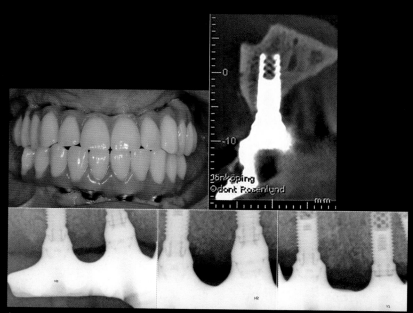

图7.21 最终修复和X线片显示种植体周围没有骨吸收，并且颊侧骨块整合良好。

mp3®和（异种）复合骨块

患者男性，55岁，因牙周炎和咬合创伤而导致左上2颗磨牙缺失。经诊断剩余的骨太薄，无法承受种植固定修复的负荷。骨增量手术很复杂。进行了上颌窦底提升。放置mp3®，然后将复合骨块固定在第一磨牙的剩余牙槽嵴上。胶原屏障膜覆盖骨移植材料，顺利愈合。5个月后，CBCT显示上颌窦底提升区域的硬组织形成，并且骨块稳定。植入2颗种植体并埋置式愈合。愈合5个月后，进行二期手术，发现种植体稳定。制作了一个两单位临时固定修复体。种植体周围没有发现边缘骨吸收（图7.22～图7.25）。

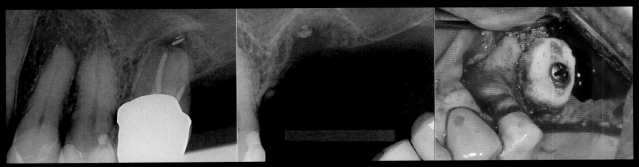

图7.22 拔牙前和拔牙后拍摄X线片。在颊侧放置骨块并用钛钉固定。

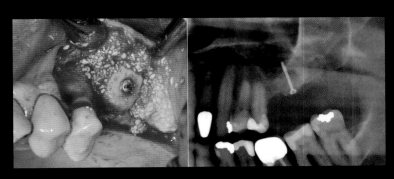

图7.23 mp3®充填在骨块周围。X线片显示骨块的位置。

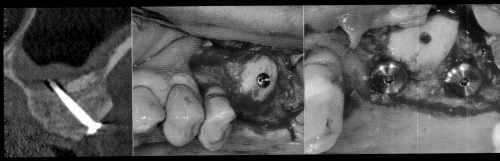

图7.24 5个月后，X线确认愈合良好。植入了2颗种植体，并经历了5个月的愈合期。

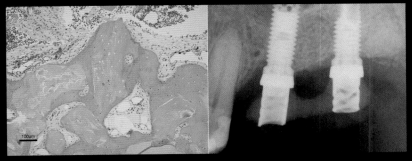

图7.25 在5个月后的第二阶段，骨组织活检显示在稳定的种植体周围有大量新骨形成。

结论

这些使用异种骨板和皮质–松质骨块的植骨技术，显示所用材料具有较高的生物相容性和大量新骨形成。然而，应当强调的是，这些技术需要大量的临床经验。陷阱不应忽视，比如植骨暴露等，需要长时间的经验积累。

推荐阅读

[1] Barone A, Crespi R, Aldini NN et al. Maxillary sinus augmentation: histologic and histomorphometric analysis. Int J Oral Maxillofac Implants 2005;20(4):519-525.

[2] Clavero J, Lundgren S. Ramus or chin grafts for maxillary sinus inlay and local onlay augmentation: comparison of donor site morbidity and complications. Clin Implant Dent Relat Res 2003;5(3):154-160.

[3] Crespi R, Cappare P, Romanos GE et al. Corticocancellous porcine bone in the healing of human extraction sockets: combining histomorphometry with osteoblast gene expression profiles in vivo. Int J Oral Maxillofac Implants 2011;26(4):866-872.

[4] Esposito M, Grusovin MG, Coulthard P, Worthington HV. The efficacy of various bone augmentation procedures for dental implants: a Cochrane systematic review of randomized controlled clinical trials. Int J Oral Maxillofac Implants 2006;21(5):696-710.

[5] Happe A. Use of a piezoelectric surgical device to harvest bone grafts from the mandibular ramus: report of 40 cases. [Case Reports]. Int J Periodontics Restorative Dent 2007;27(3):241-249.

[6] Happe A, Khoury F. Complications and risk factors in bone grafting procedures. In Khoury F, Antoun H, Missika P (Eds). Bone Augmentation in Oral Implantology, pp. 405-429. Chicago, Quintessence Publishing Co. Ltd, 2007.

[7] Hsu FY, Chueh SC, Wang YJ. Microspheres of hydroxyapatite/reconstituted collagen as supports for osteoblast cell growth. Biomaterials 1999;20(20):1931-1936.

[8] Khoury F, Khoury C. Mandibular bone block grafts: diagnosis instrumentation, harvesting techniques and surgical procedures. In Khoury F, Antoun H, Missika P (Eds). Bone Augmentation In Oral Implantology, pp. 115-212. Chicago, Quintessence Publishing Co. Ltd, 2007.

[9] Kon K, Shiota M, Ozeki M et al. Bone augmentation ability of autogenous bone graft particles with different sizes: a histological and micro-computed tomography study. Clinical Oral Implants Research 2009;20(11):1240-1246.

[10] Misch CM. Comparison of intraoral donor sites for onlay grafting prior to implant placement. [Comparative Study]. Int J Oral Maxillofac Implants 1997;12(6):767-776.

[11] Mordenfeld A, Albrektsson T, Hallman M. A 10-Year Clinical and Radiographic Study of Implants Placed after Maxillary Sinus Floor Augmentation with an 80:20 Mixture of Deproteinized Bovine Bone and Autogenous Bone. Clin Implant Dent Relat Res 2012. doi: 10.1111/cid.12008

[12] Nkenke E, Radespiel-Troger M, Wiltfang J et al. Morbidity of harvesting of retromolar bone grafts: a prospective study. Clin Oral Implants Res 2002;13(5):514-521.

[13] Rocchietta I, Fontana F, Simion M. Clinical outcomes of vertical bone augmentation to enable dental implant placement: a systematic review. J Clin Periodontol 2008;35(8):203-215.

[14] Trubiani O, Scarano A, Orsini G et al. The performance of human periodontal ligament mesenchymal stem cells on xenogenic biomaterials. Int J Immunopathol Pharmacol 2007;20(1):87-91.

[15] von Arx T, Buser D. Horizontal ridge augmentation using autogenous block grafts and the guided bone regeneration technique with collagen membranes: a clinical study with 42 patients. Clin Oral Implants Res 2006;17(4):359-366.

针对下颌后牙区骨量不足的内置法植骨技术
The Inlay Technique in the Treatment of Posterior Mandibular Atrophy

Pietro Felice, Roberto Pistilli, Carlo Barausse

背景

1976年由Schettler首次提出了水平截骨后在其内部植骨形成类似三明治的形式，这种术式也被称为"内置法植骨技术"或"夹层骨移植术"。这项技术旨在治疗下颌后牙区的垂直向骨缺损，尤其是下颌神经管上方骨高度不足7mm的病例。内置法植骨技术包括在保证舌侧骨膜连续的前提下，抬升下颌骨的冠方截骨段（图8.1）；在基底骨和被抬升的骨之间插入骨块移植物（图8.2）这几个步骤。

这种方法为内置的移植物提供了良好且可靠的血供（图8.3）。

然而，夹层骨移植术需要获取自体骨，经常会造成患者的不适及术后并发症。患者常常不能接受使用自体骨进行骨移植术，因为这种技术需要从口内或口外进行取骨，是一种有创、耗时且技术要求严格的手术，并且会出现并发症。

最近，Felice等（2008，2009a）证实在内置法植骨技术中使用去蛋白牛骨基质与从髂骨取自体骨的方法具有相近的临床及组织学结果。使用去蛋白牛骨基质进行内置法植骨技术在操作上更加简便，也更加微创。此外，应用去蛋白牛骨基质降低了术中并发症及术后不良反应的发生率，也因此缩短住院时间，降低了医疗花销。

但去蛋白牛骨基质块具有易碎性，已经有研究显示去蛋白牛骨基质在塑形和植入过程中具有较高的破碎风险（图8.4）。

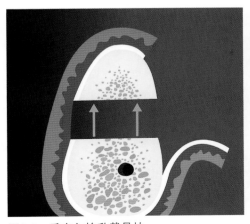

图8.1　垂直向抬升截骨块。

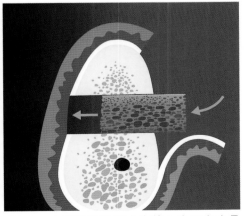

图8.2　内置法植骨技术中放入去蛋白牛骨基质。

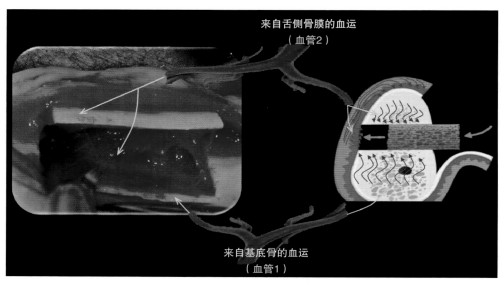

来自舌侧骨膜的血运
（血管2）

来自基底骨的血运
（血管1）

图8.3　内置法植骨技术中移植骨块的双重血运。

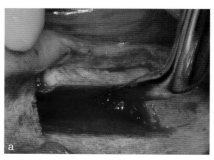
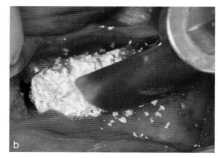
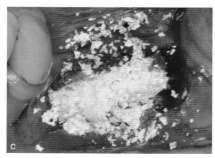

图8.4　a~c）在内置法植骨技术形成的间隙内塑形和植入去蛋白牛骨基质时发生折断。

　　有3例病例出现了Bio-Oss®（Bio-Oss®，Geistlich Pharma AG, Switzerland）在植入过程中折断的情况，其中2例病例的垂直向骨增量不足，因此仅能植入7mm的种植体（图8.5）。

　　因此，选择更坚硬的骨块是为了给冠方的截骨块提供更好的稳定性，从而避免垂直向的高度丧失。如果冠方的截骨块是固定在一个硬度不足的骨块上，那么冠方截骨块就无法保持垂直向的高度并发生倾斜，也就无法获得垂直向的骨增量。

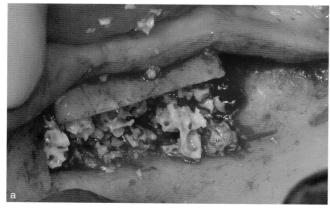
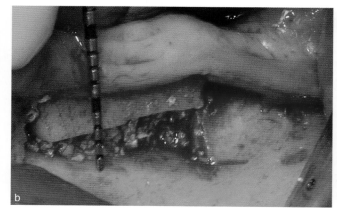

图8.5　a、b）折断的去蛋白牛骨基质块；牙周探针显示没有获得充足的垂直向增量。

　　由于胶原的存在，多孔性马源性骨块相比于去蛋白牛骨基质，它具有更强的硬度且更不易碎，更便于塑形且不易折断，因而能带来更好的垂直向骨增量效果（图8.6和图8.7）。

　　多孔性马源性骨块于近期引入市场，与市场上其他骨块相比，其内部的胶原使它更加紧密且不易碎，从而更便于成形和固定，降低了折断的风险。我们使用的骨块是按照避免羟基磷灰石晶体涂层的方法生产的，从而提高生理吸收的速度（图8.8和图8.9）。

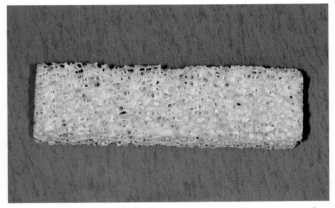

图8.6　多孔性马源性骨块（OsteoBiol®Sp-Block，Tecnoss®，Giaveno，Italy，35mm×10mm×5mm）。

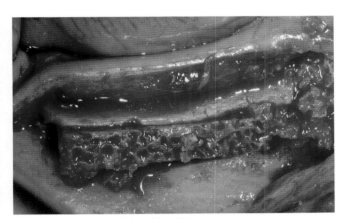

图8.7　内置法植骨技术中放置骨块。

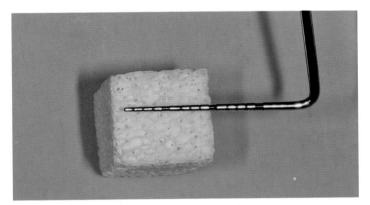

图8.8　多孔性马源性骨块（OsteoBiol®Sp-Block 10mm×10mm×20mm）。

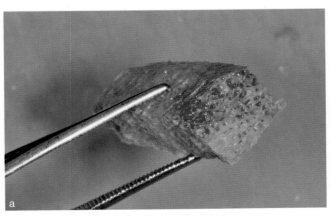

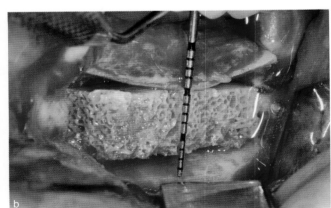

图8.9　a、b）内置法植骨技术中放置骨块。

适应证和禁忌证

内置法植骨技术应用于下颌神经管上方的剩余骨高度为4~7mm的病例，但在下颌神经管上方骨量不足3mm的严重牙槽嵴萎缩的病例中是不能应用的。内置法植骨技术不应在拔牙同期进行。

外科操作技术

这项技术首先要在颊侧附着龈下方约5mm处的前庭黏膜做一个切口，切口的长度要从缺牙区延续至磨牙后垫，同时要注意保护舌侧骨膜和颏神经。仔细分离骨膜下的组织以充分暴露下方的骨，使同侧颏神经无张力（图8.10）。

不要分离牙槽嵴顶和舌侧的黏骨膜，从而保证截骨块具有充足的血供。使用超声骨刀头（OT8R、OT8L和OT7；Piezosurgery® Device；Mectron, Carasco, Genoa, Italy）在下颌神经管上方大约2mm处做一水平向的截骨切口，需要附加两个斜行切口：近中切口要做在距离最远中的牙根2mm处，远中切口要根据种植体植入位置确定（图8.11）。

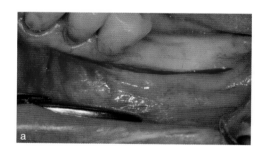
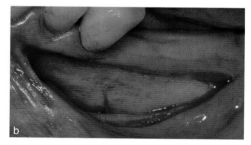

图8.10 a、b）做嵴顶平行的切口，保留舌侧骨膜。

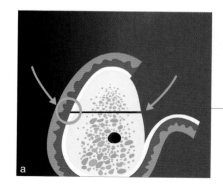
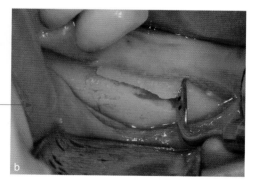
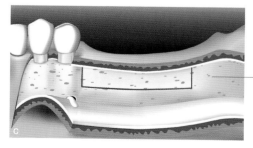
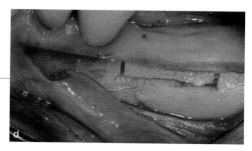

图8.11 a~d）超声器械制备水平向和垂直向截骨线，骨凿完成截骨。

在保留舌侧骨膜的前提下，将冠方骨块向上提升（图8.12）。对多孔性马源性骨块进行塑形，并放置在冠方截骨块和基底的下颌骨中间（图8.13）。

使用两片微型夹板和微螺钉将截骨段与基底骨和所植入的骨块固定（1.2mm Tekka, Lyon, France）。

两片微型夹板分别固定在近中及远中（图8.14）。

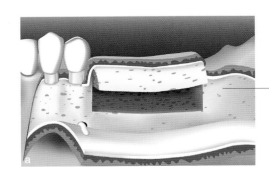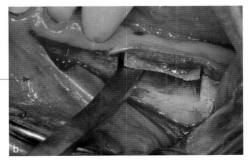

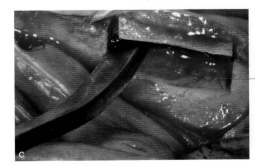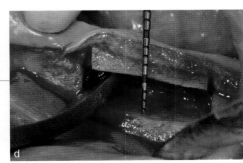

图8.12 a~d）冠方骨块向上抬升至牙槽嵴顶的水平高度。

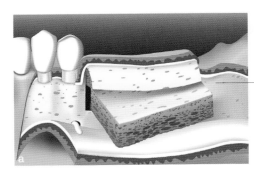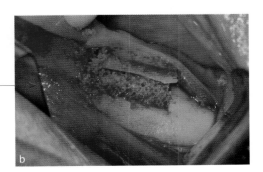

图8.13 a、b）将马源性骨块作为夹层植骨植入。

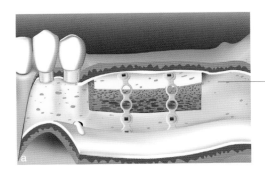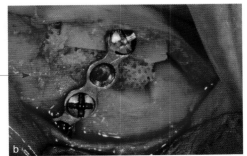

图8.14 a、b）使用微型夹板固定移植物。

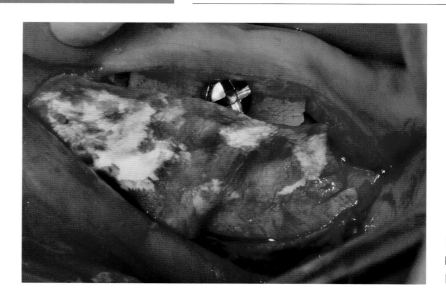

图8.15 使用可吸收胶原膜（OsteoBiol® Evolution, Tecnoss®, Giaveno, Italy）覆盖术区颊侧。

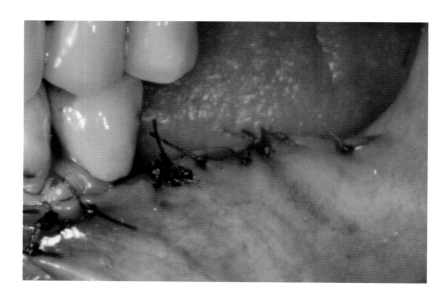

图8.16 严密缝合。

　　需要明确指出的是，需要对远中微型夹板进行塑形，以此来充填冠方截骨段和截骨段远中的牙槽骨之间的间隙。使用可吸收胶原膜（Evolution）覆盖术区颊侧（图8.15）。

　　在对骨膜进行减张切开后，使用Vicryl®4.0（Ethicon FS-2；St.Stevens-Woluwe, Belgium）严密缝合切口（图8.16）。

左下后牙区（1）（图8.17 ~ 图8.32）

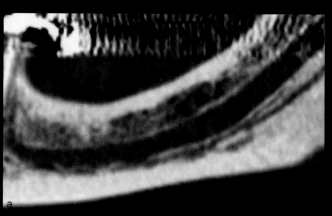
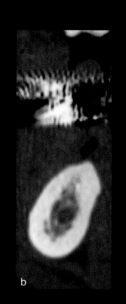
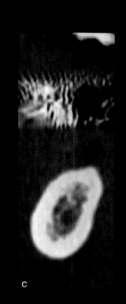

图8.17 a）在骨增量手术前进行计算机断层扫描（CT）；
b、c）CT的轴面影像显示从下颌神经管最顶端到牙槽嵴顶中
央的高度不足。

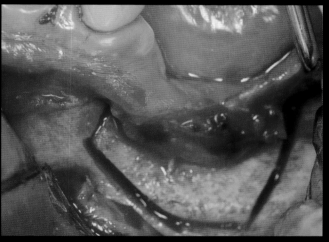

图8.18 超声器械制备水平向和垂直向截骨线，骨凿完成
截骨。

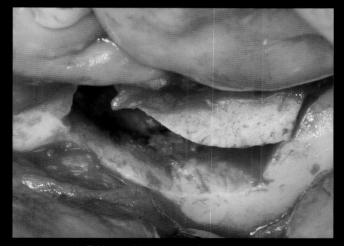

图8.19 冠方骨块向上抬升至牙槽嵴顶的水平。

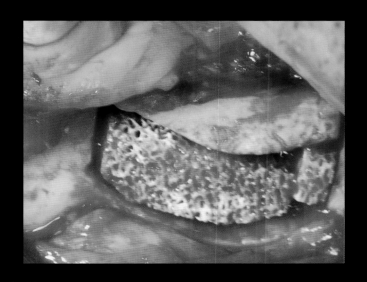

图8.20 将多孔性马源骨作为夹层植骨植入。

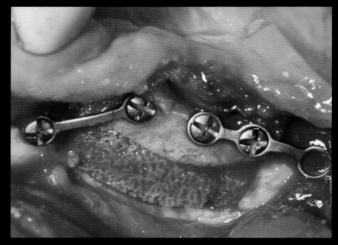

图8.21 用微型夹板固定移植物。

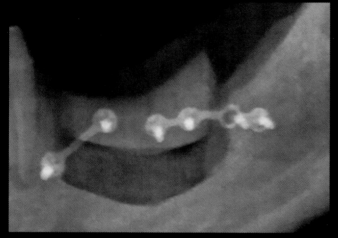

图8.22 术后全景片显示在下颌骨内的夹层移植物。

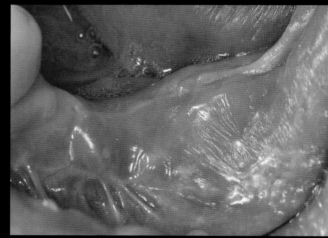

图8.23 对左下后牙区垂直向骨缺损使用内置法植骨技术后3个月的口内像。

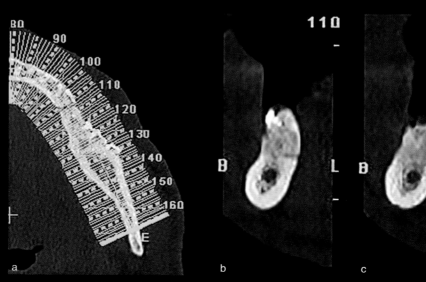

图8.24 a）外科植骨手术后3个月后的CT；b、c）术后3个月，曲面断层片显示从下颌神经管最顶端到牙槽嵴顶中央的高度充足。

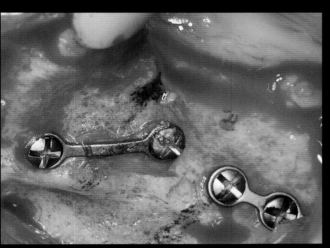

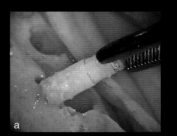

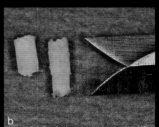

图8.26　a、b）使用内径为2mm的环钻取骨，进行组织学分析。

图8.25　术后愈合3个月，行二期手术打开术区。

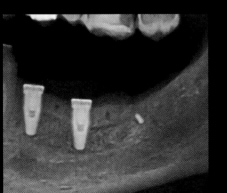

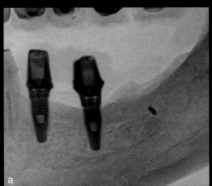

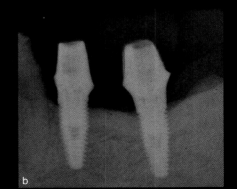

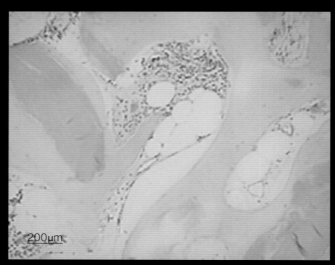

图8.30 组织切片显示新生骨周围的血管生成，新生骨和生物材料紧密结合。

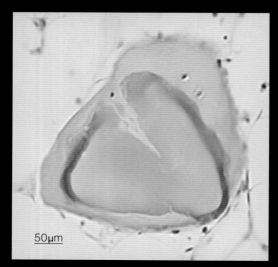

图8.31 组织切片显示生物材料（中央）与新生骨紧密结合。新骨在生物材料表面附着生长，形成广泛的接触界面。

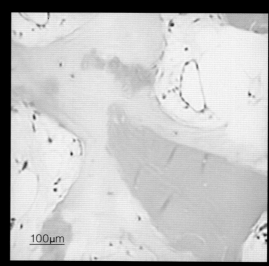

图8.32 骨小梁两侧的疏松结缔组织。血管的直径大约为100μm，属于毛细血管后微静脉。切片显示中既没有血管周

左下后牙区（2）（图8.33～图8.45）

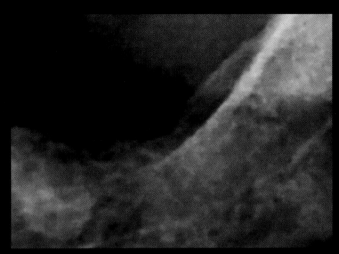

图8.33　术前OPT影像。

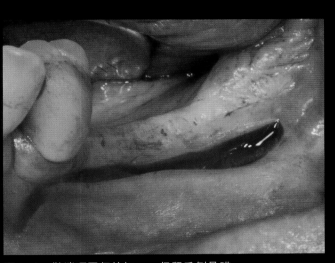
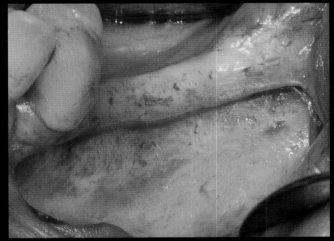

图8.34　做嵴顶平行的切口，保留舌侧骨膜。

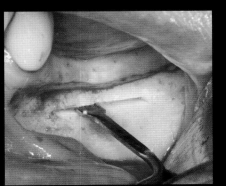
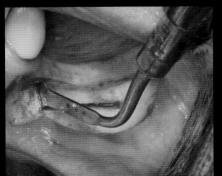
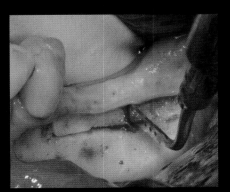

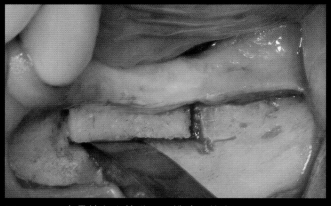
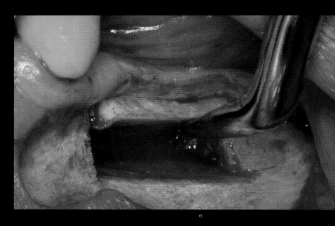

图8.36 冠方骨块向上抬升至牙槽嵴顶的水平。

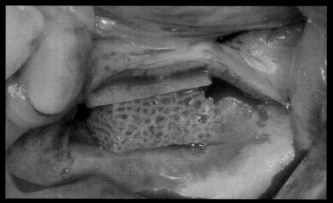
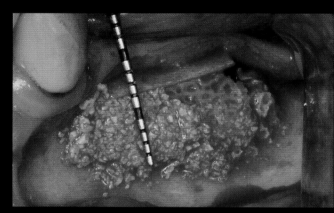

图8.37 将多孔性马源骨块作为夹层植骨植入。

图8.38 插入猪源皮质−松质骨颗粒。

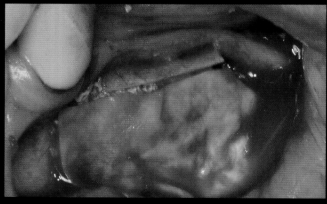
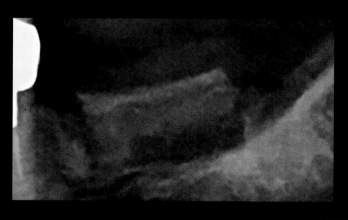

图8.39 使用可吸收胶原膜（Evolution）覆盖术区颊侧；使用Vicryl®4.0严密缝合软组织。

图8.40 术后曲面断层片显示下颌骨夹层骨移植。

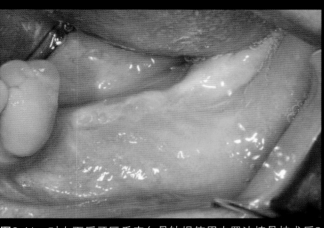

图8.41 对左下后牙区垂直向骨缺损使用内置法植骨技术后3个月的口内像。

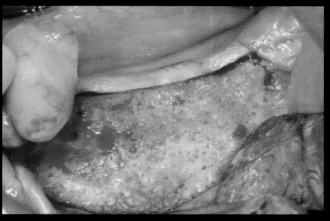

图8.42 术后愈合3个月，再次打开术区进行第二次手术。

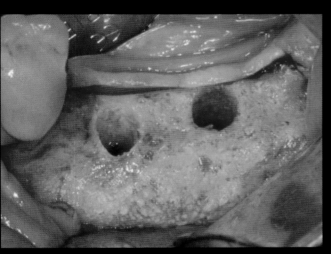

图8.43 种植体植入。

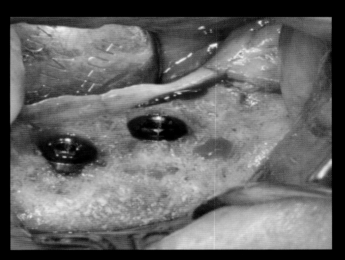

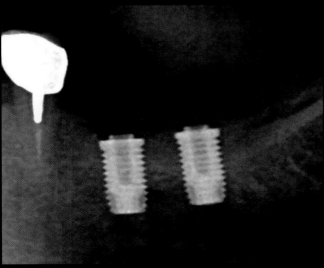

图8.44 种植体植入同期所拍摄的X线片。

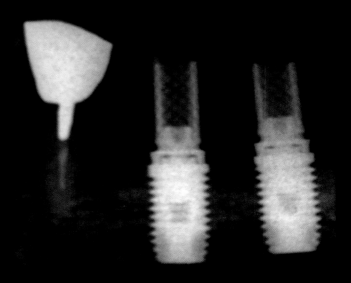

图8.45 种植体植入后4个月拍摄的X线片。

其他病例（图8.46和图8.47）

3个月的临床随访

基线   术后3个月

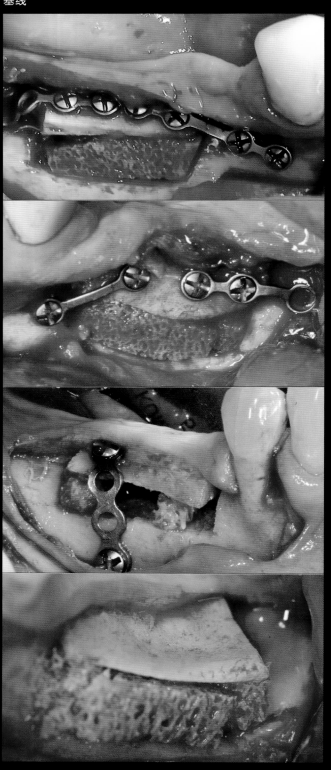
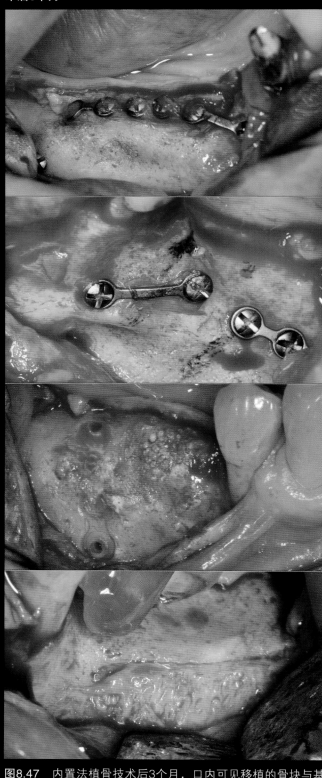

图8.46 在下颌后牙区使用内置法植骨技术植入多孔性马源骨块时的口内像。

图8.47 内置法植骨技术后3个月，口内可见移植的骨块与基底骨块结合。

结论

　　内置法植骨技术旨在治疗下颌后牙区牙列缺损伴有垂直向骨缺损的病例。该技术的感染和创口裂开概率更低，并且使植骨手术及种植手术之间的等待时间缩短到3个月。此外，内置法植骨技术还能够保证稳定的牙槽嵴形态。

推荐阅读

[1] Bianchi A, Felice P, Lizio G, Marchetti C. Alveolar distraction osteogenesis versus inlay bone grafting in posterior mandibular atrophy. A prospective study. Oral Surg Oral Med Oral Pathol Oral Radiol Endod 2008;105;282–292.

[2] Esposito M, Cannizzaro G, Soardi E et al. A 3-year post-loading report of a randomised controlled trial on the rehabilitation of posterior atrophic mandibles short implants or longer implants in vertically augmented bone? Eur J Oral Implantol 2011a;4;301-311.

[3] Esposito M, Pellegrino G, Pistilli R, Felice P. Rehabilitation of posterior atrophic edentulous jaws prostheses supported by 5 mm short implants or by longer implants in augmented bone? One-year results from a pilot randomised clinical trial. Eur J Oral Implantol 2011b;4;21-30.

[4] Ewers R., Fock N., Millesi-Schobel G., Enislidis G. Pedicled sandwich plasty a variation on alveolar distraction for vertical augmentation of the atrophic mandible. Br J Oral Maxillofac Surg 2004;42;445-447.

[5] Felice P, Marchetti C, Iezzi G et al. Vertical ridge augmentation of the posterior mandible with inlay grafts bone from the iliac crest versus bovine anorganic bone. Clinical and histological results up to one year after loading from a randomized controlled clinical trial. Clin Oral Implants Res 2009a;20;1386-1393.

[6] Felice P, Pistilli R, Lizio G et al. Inlay versus onlay iliac bone grafting in atrophic posterior mandible a prospective controlled clinical trial for the comparison of two techniques. Clin Implant Dent Relat Res 2009b;11;169-182.

[7] Felice P, Marchetti C, Piattelli A et al. Vertical ridge augmentation of the atrophic posterior mandible with interpositional block grafts bone from the iliac crest versus bovine anorganic bone. Results up to delivery of the final prostheses from a split-mouth, randomised controlled clinical trial. Eur J Oral Implantol 2008;1;183-198.

[8] Hämmerle CHF, Jung RE, Yaman D, Lang NP. Ridge augmentation by applying bioresorbable membranes and deproteinized bovine bone mineral a report of twelve consecutive cases. Clin Oral Implants Res 2007;231-237. (In Internet 2008;19;:19-25)

[9] Nkenke E, Radespiel-Troger M, Wiltfang J, Schultze-Mosgau S, Winkler J, Neukam FW. Morbidity of harvesting of retromolar bone grafts a prospective study. Clin Oral Implants Res 2002;13:514-521.

[10] Schettler D. Sandwich-technique with cartilage transplant for raising the alveolar process in the lower jaw. Fortschr Kiefer Gesichtschir 1976;2061-2063.

第9章

软组织增量
Soft Tissue Augmentation

Stefan Fickl

背景

数十年以来，硬组织增量一直是口腔科研工作者和临床医生的关注焦点。因此，一些新的手术技术被研发出来，用以促进牙周附着组织的再生以及形成适合种植体植入的位点。近10年，在现代口腔医学中涌现出一些以功能和美学为治疗目标的治疗手段。因此，在牙周病学和口腔种植学领域，获得和谐的牙齿和种植体周围软组织结构，不仅从功能角度而且从美学角度，越来越多地受到关注。现今，牙周整形手术技术可以用来覆盖牙龈退缩，桥体区域的软组织增量和附着龈的增加可以改善患者的膜龈美学效果。另外，现在的改良微创手术技术，应用几乎没有可见切口的手术方法，可以在美学上获得比传统技术更令人满意的根面覆盖效果。最近的综述表明，牙周整形手术是一种有效的治疗手段，但是技术敏感性较高。

牙齿拔除之后，周围的软硬组织会有一部分丢失，因此，在口腔种植领域中，为了获得满意的治疗结果，必须经过软硬组织的重建。口腔种植修复中美学效果的获得，需要经过合适的病例选择、恰当的软硬组织处理、正确的种植体植入位置等过程。牙周领域的手术技术已经被应用于重建种植体周围的组织。因此，美学区的种植治疗，经常会涉及多重的治疗程序，包括种植位点的准备、种植体植入和种植之后的软组织塑形等。在后牙功能区的种植治疗中，周围软组织的质量也同样受到关注，这是因为越来越多的种植体周围感染的发生。而后牙功能区种植体周围软组织的质和量，被认为是种植体周围炎的一项很重要因素。所以，种植体周围软组织的精心处理对于长期美学效果的获得至关重要。

本章的主要目的是，介绍当前关于提高天然牙和种植体周围软组织质量的主流治疗理念。

软组织增量的适应证

牙齿周围软组织增量的科学意义

Miller等成功地应用了游离龈移植物（FGG）进行了根面覆盖。现如今认为，FGG用于根面覆盖的效果不可预期，可能会产生难以接受的牙龈颜色，也可能会有瘢痕愈合。最近，FGG的应用在口腔种植领域重新受到关注，它可用于重建附着龈，提高种植体周围软组织质量。

上皮下结缔组织（SCTG）是取自上腭上皮下的结缔组织，它的应用提高了Miller I 类和Miller II 类牙龈退缩的可预期性，可以达到超过90%的根面覆盖。由于应用SCTG可以获得稳定的美学效果，FGG在根面覆盖中的应用显著减少了。最近的研究明确地指出，结缔组织移植是牙龈退缩覆盖最可预期的方法。

种植体周围软组织增量的科学意义

与牙周整形手术相比，软组织增量在口腔种植中的应用科学证据较少。最近的Meta分析显示关于种植体周围软组织增量仅有3篇文章可用。由牙周整形手术的经验可以推断，当种植体周围软组织量需要增加时CTG比FGG更可靠。而且，当需要增加角化组织时，根向复位瓣结合自体组织移植是可预期的。

生物材料在软组织增量中的应用

在牙周整形手术中，上皮下结缔组织移植被认为是"金标准"，在种植领域也同样如此，尽管科学证据有限。它可被用于垂直向和水平向增加天然牙与种植体周围组织的量。然而，这种治疗方案需要开辟第二术区，可能增加患者的不适感，增加术后疼痛和出血等并发症发生的风险。为了减轻供区的病痛，提出了各种不同的技术。为了避免开辟第二术区，发明出不同的生物材料：GTR、釉质基质衍生物、脱细胞真皮基质和猪源真皮基质等。一些专家意见和队列研究指出这些材料的有效性。尽管科学证据有限，但是这些生物材料的应用避免了第二术区的产生，减轻了口腔手术的并发症，缩短了治疗时间，不失为一种好的选择。

天然牙周围软组织处理技术

牙龈退缩的治疗在牙周整形手术领域是一项很重要的技术。由于美观原因是根面覆盖手术的主要目的，术前需要完善的评估，以选择最恰当的软组织增量方案。

应用自体移植物进行牙龈退缩的覆盖

近10年以来，科学证据表明应用上皮下结缔组织移植进行裸露根面的覆盖被认为是"金标准"。至于何种翻瓣技术具有明显的优越性则没有充足的证据，可用的翻瓣技术包括：侧向转位瓣、双乳头瓣、冠向复位瓣和半月形冠向复位瓣等。所有的翻瓣技术都需要颊侧的垂直松弛切口和龈乳头切口，这可能会影响愈合过程和最终的美学效果。为了避免可见切口，Raetzke（1985）提出了信封技术，即在裸露的根面周围形成软组织袋，上皮下结缔组织移植物植入其中。该技术经过一系列的改良之后，Zuhr等学者（2007）提出了特殊隧道器械和显微手术理念的应用，改善了这项技术的可预期性。迄今，尽管科学证据仍旧不充足，但是第一批研究明确地展现出高的根面覆盖率，应用隧道技术进行牙龈退缩的覆盖，其平均根面覆盖效果是可预期的（参见病例1）。

应用异种移植物进行牙龈退缩的覆盖

为了替代自体软组织移植物，提出了不同的替代材料，例如：同种异体材料和异种材料。脱细胞真皮基质（ADM）是第一种用来替代SCTG的材料。相关综述得出以下结论：ADM虽然不如SCTG效果好，但是与单纯应用翻瓣技术相比，可以改善根面覆盖的效果。

最近发明出一种猪源真皮基质，这种猪源真皮基质（OsteoBiol® Derma, Tecnoss®, Giaveno, Italy）是一种Ⅲ类医疗材料（ref. Dir. 93/42 CEE），用于修复牙龈的裂开型缺损。Fickl等学者（2013）应用这种猪源真皮基质进行牙龈退缩的覆盖，获得了成功的结果。因此猪源真皮基质可能会成为自体组织的替代材料。但是，完全的根面覆盖仅仅见于不到一半的病例中（参见病例2）。

多牙位牙龈退缩

一位多牙位牙龈退缩的患者经过隧道技术和上支下结缔组织移植。除了获得了完全的根面覆盖之外，还改善了软组织的厚度和质量（图9.1～图9.11）。

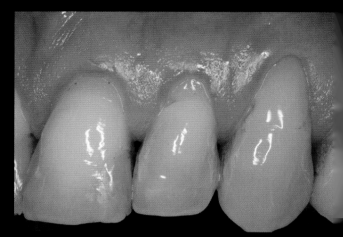

图9.1　正面观显示整体的Miller I 类的牙龈退缩。

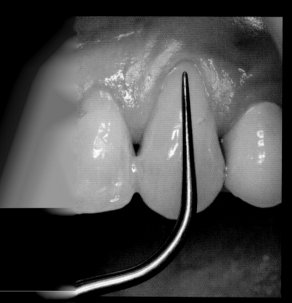

图9.2　对暴露的根面用超声器械清洁。

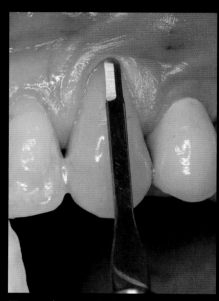

图9.3　患牙周围龈沟内切口。

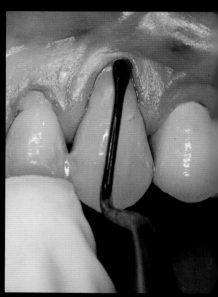

图9.4　用专用隧道刀潜行分离颊侧牙龈。

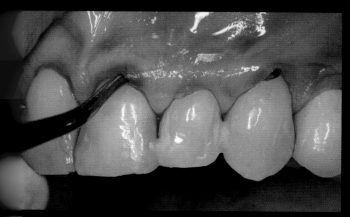

图9.5　通过连通隧道和翻起颊侧龈乳头获得组织的动度。

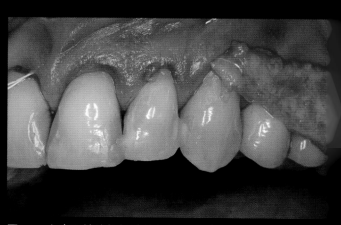

图9.6　上皮下结缔组织移植物被拉进隧道内。

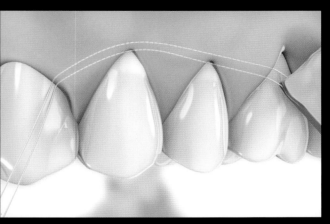

图9.7　示意图显示用辅助缝线把移植物拉入隧道中。

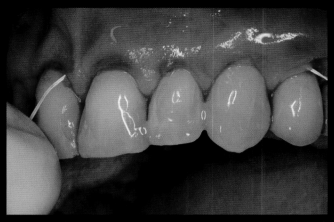

图9.8　上皮下结缔组织移植物在隧道中完全就位，冠方与釉牙骨质界平齐。

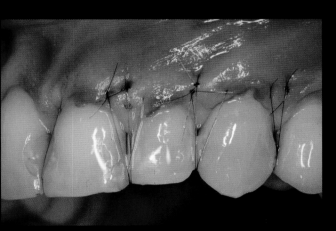

图9.9　通过改良的褥式缝合冠向复位龈-龈乳头复合体。

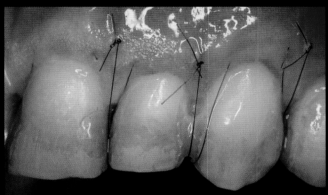

图9.10　术后10天，愈合良好。

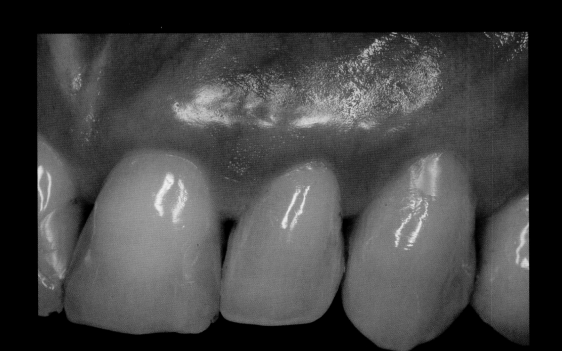

轻度牙龈退缩

　　该病例展示的是在下颌前牙区应用猪源真皮基质治疗轻度的牙龈退缩。值得注意的是，牙龈退缩有所改善，相邻软组织的厚度有所增加，但是并没有在所有治疗的牙位获得完全的根面覆盖（图9.12～图9.20）。

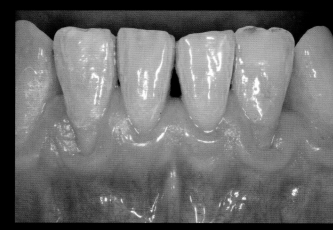

图9.12　下颌前牙区多牙位的轻度牙龈退缩。

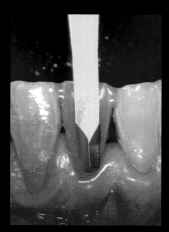

图9.13　颊侧通过龈沟内切口入路。

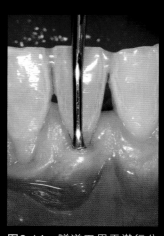

图9.14　隧道刀用于潜行分离颊侧黏膜。

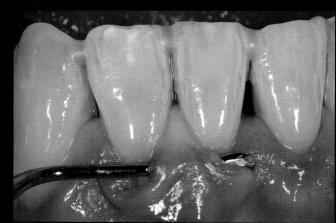

图9.15　龈乳头通过全厚瓣被翻起。

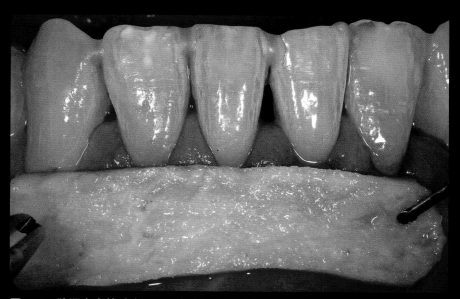

图9.16　猪源真皮基质（Derma）修形后通过缝线牵入隧道中。

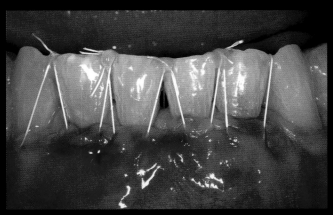 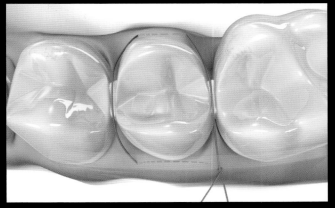

图9.17　用越过邻接点的褥式缝合冠向复位颊侧黏膜和其下方的真皮基质。

图9.18　示意图展示越过邻接点的改良褥式缝合。

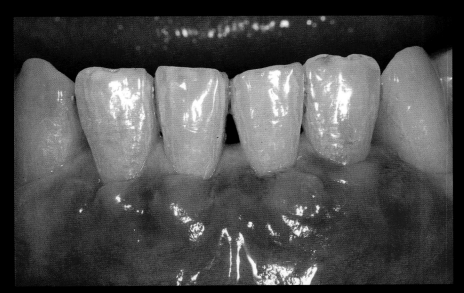

图9.19　术后14天，创口愈合良好。

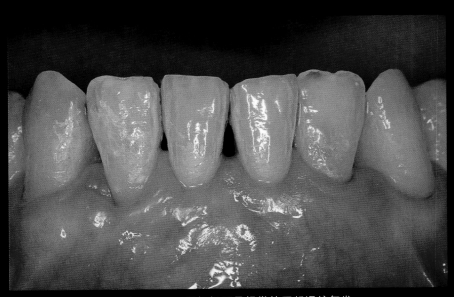

图9.20　术后1年最终效果，42周围组织可见轻微的牙龈退缩复发。

种植体周围软组织处理技术

口腔种植成功的理念正在从达到种植体"成功的骨结合"转变为"成功的功能和美学的统一"。由于口腔种植体成功的骨结合已经有良好的文献记载，美学区种植修复的终极目标是完全恢复软组织轮廓，而在后牙功能区则是建立厚的、稳定的软组织屏障，用以抵抗机械应力和微生物的挑战。

美学区软组织处理

种植体成功的美学和功能整合依赖于多种因素，包括软硬组织的量、种植体位置、患者相关因素和修复相关因素等。在这些因素中，种植体周围软组织屏障的厚度似乎尤为重要，这是由于天然牙和种植体周围的解剖结构不同。种植体周围的生物学宽度（包括上皮结合以及结缔组织附着），与天然牙周围很相似。然而，结缔组织是紧贴在而不是附着于种植体表面的。并且，天然牙周围的结缔组织血运丰富，而种植体周围则血运较差。另外，拔牙后的软硬组织的吸收导致了种植体周围组织的量相对较少。这两方面的问题（相较天然牙更弱的软组织结合、软组织量的萎缩）表明，当有高度的美学需求时，软组织增量是必要的。

拔牙同期或种植同期软组织增量

拔牙窝位点保存结合软组织增量

口腔种植的终极目标是在牙齿拔除和种植体植入后，完全地保存周围软硬组织的结构。然而，牙齿拔除之后一定量的软硬组织丢失是不可避免的，尤其是在薄龈生物型的病例中。因此，拔牙窝保存技术经常需要结合软组织增量技术来增加软硬组织的量以便后期种植体的植入。在牙齿拔除时，不同的技术和材料可以用来填充拔牙窝。本章的主要目的是介绍软组织增量技术。环切法取移植物，环切法结合结缔组织移植等技术可以用来封闭拔牙窝。要注意的是，进行环切技术结合结缔组织移植时，颊侧和/或腭侧的瓣需要被翻起，这可能会影响血运，导致额外的骨吸收（参见病例3）。

治疗失败的中切牙

这位患者的中切牙治疗失败了，拟行延期种植方案。拔牙窝位点保存应用异种骨和自体的从腭侧应用环切技术取下的软组织来进行。注意，牙槽窝发生了萎缩，但是创造了充足的软组织量（图9.21～图9.31）。

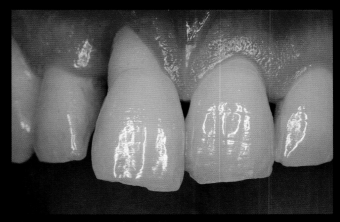

图9.21 正面观11牙保留无望。

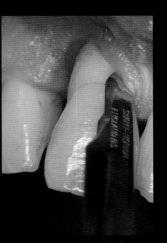

图9.22 刀片锐性分离牙周膜。

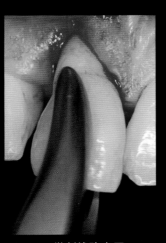

图9.23 微创拔除患牙。

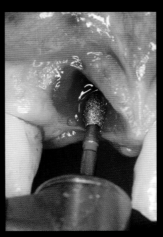

图9.24 用金刚砂车针对龈沟去上皮。

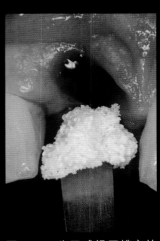

图9.25 为了减轻牙槽窝的塌陷，植入异种骨材料。

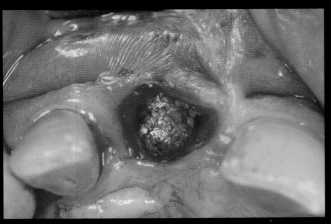

图9.26 轻轻将异种材料填入拔牙窝。

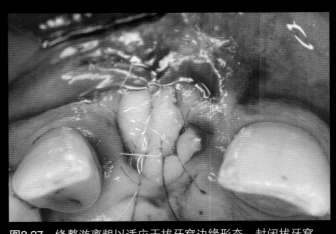

图9.27 修整游离龈以适应于拔牙窝边缘形态，封闭拔牙窝。

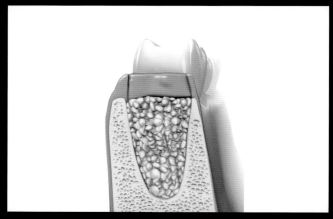

图9.28 示意图显示了拔牙窝位点保存程序。

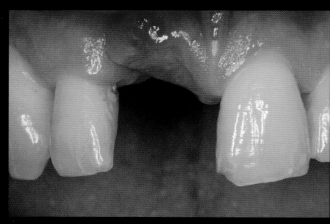

图9.29 术后4周，愈合良好。

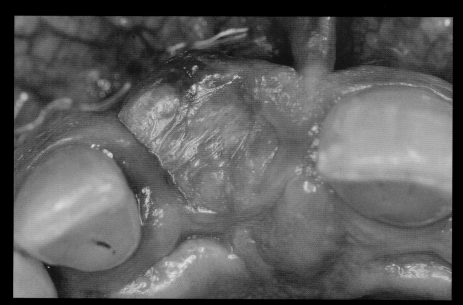

图9.30 殆面观显示软组织轮廓得到了良好的保存。

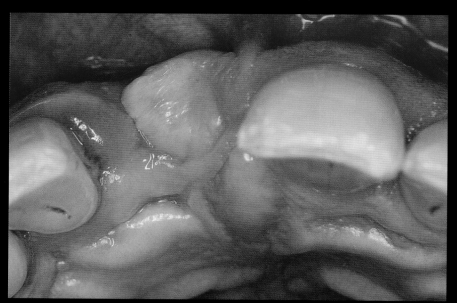

图9.31 拔牙窝位点保存6个月后，颊侧可见轻微塌陷。

即刻种植

最近有证据证实拔牙窝内即刻种植并不能减轻拔牙窝的骨吸收。因此，进行即刻种植时也要考虑到组织吸收的问题。许多学者和专家意见都强调美学区成功的即刻种植需要经过严格的病例筛选和附加软组织移植，来降低颊侧牙龈退缩的风险。Grunder等（2011）证实种植体植入时进行软组织移植，与未进行软组织移植的对照组相比，组织吸收较少。当前的理论认为成功的即刻种植是可以实现的；然而，当治疗薄龈生物型的病例时，推荐进行附加的软组织移植。

延期种植

软组织增量也可以与种植体植入或者植骨程序结合应用。一些学者建议种植体颊侧至少有2mm的骨板，以对抗可能发生的远期吸收。因此，在许多临床病例中需要用骨增量重建足够的骨组织。种植体植入同期骨增量被认为适用于可用骨宽度至少有5mm时。在颊舌向骨宽度不足5mm的病例中，种植体植入前需先行植骨手术。

有报道称GBR术后可能发生二级创口闭合和膜的暴露。为了预防创口裂开和膜的暴露，膜上方的初期创口闭合和一级愈合是不可或缺的，这可以保证其下方组织在整个愈合过程中处于埋入式的环境中。由于膜暴露与不充分的创口关闭和创口边缘的张力相关，在种植体植入和骨增量过程中，软组织的处理是一项很重要的技术。骨增量后的初期软组织关闭至关重要，它决定了骨再生的成功与否。软组织增量与骨增量相结合可以帮助获得初期创口关闭，确保可预期的埋入式愈合。

该技术的基本原则是建立一层附加的软组织，用以保护下方的膜，并且减除创口边缘的张力和压力。因此，这项技术可以被认为是GBR程序后的双层创口关闭技术（参见病例4）。

种植同期软硬组织增量

一例种植同期骨增量，结合软组织增量，以增厚牙龈生物型并且保护下方移植物（图9.32～图9.40）。

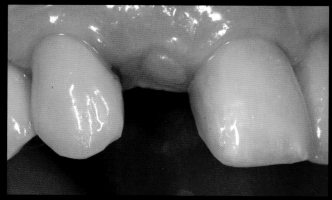

图9.32 正面观显示美学区侧切牙的缺失。

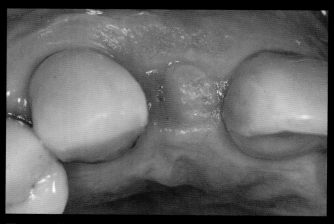

图9.33 殆面观显示牙齿拔除拔牙窝保存后充足的软组织量。

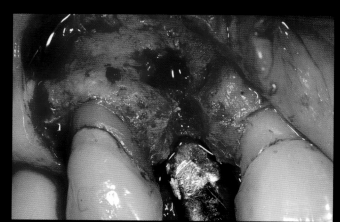

图9.34 翻瓣后术区，显示了大量的骨缺损。

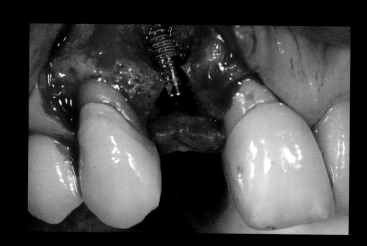

图9.35 种植体偏腭侧植入，颊侧裂开型骨缺损。

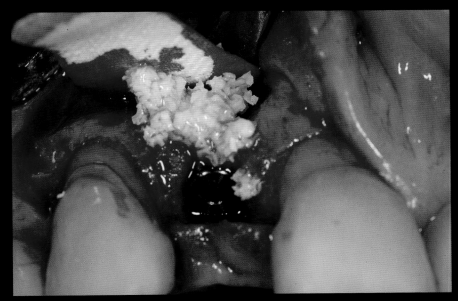

图9.36　应用GBR技术进行骨增量。

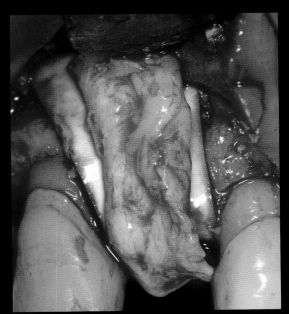

图9.37　为了促进创口的初期愈合增加软组织量，上皮下结缔组织移植物植入再生膜的上方。

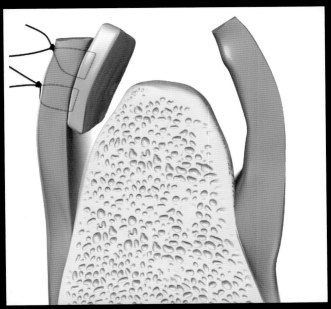

图9.38　示意图显示应用上皮下结缔组织移植物增厚软组织。

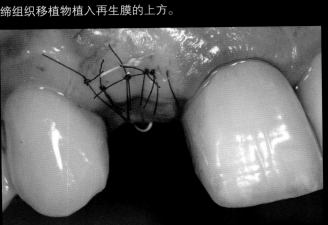

图9.39　应用普通缝线和显微缝线达到初期创口关闭。

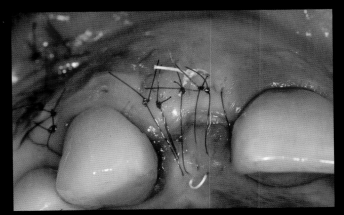

图9.40　验面观显示初期创口关闭。

种植之后软组织增量

种植修复的美学效果主要依赖于周围软组织的质量。如前所述，种植体周围软组织条件的改善，可以通过种植之前或者种植同期进行腭侧结缔组织移植来获得。同样的软组织增量也可以用于种植体植入之后。无论时机如何，从腭侧获取游离结缔组织移植物都需要开辟第二术区，这增加了患者的痛苦。因此，可以应用生物材料进行软组织增量，或者当软组织缺损较小时可以应用种植位点相邻的结缔组织进行软组织增量。翻转瓣技术（Roll Flap Technique）可以应用种植体冠方的角化组织增加种植体颊侧黏膜的厚度。首先需要用大颗粒金刚砂车针对种植体覆盖螺丝上方及其腭侧软组织进行去上皮化，然后在缺牙区做3个切口，第一切口与相邻牙颊侧平行，另外两个垂直向的切口把切口连成梯形，垂直切口需距离邻牙龈沟1~2mm以保留足够的邻间区软组织。切口向腭侧延伸，并与腭侧的水平切口垂直交叉。然后，在种植体颊侧预备一个软组织袋，翻起的软组织瓣卷入其中，愈合基台旋入的同时可以辅助固定软组织瓣（参见病例5）。

二期手术时软组织增量

二期手术时，该病例颊侧少量组织缺损，用翻转瓣技术在暴露种植体的同时进行少量的软组织增量（图9.41～图9.52）。

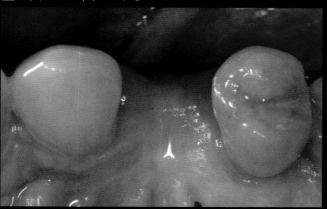

图9.41 种植之后显示少量水平向缺损。

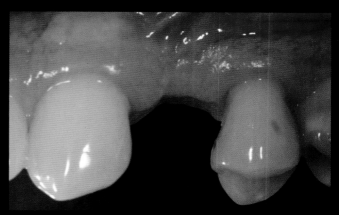

图9.42 正面观显示微笑时可见轮廓凹陷。

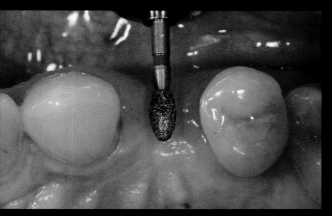

图9.43 用金刚砂车针对种植体上方的组织去上皮。

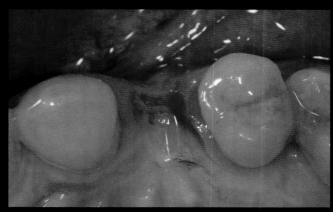

图9.44 出血是移除组织量足够的临床指示。

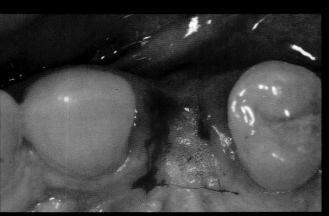

图9.45 两个垂直切口和腭侧的水平切口。

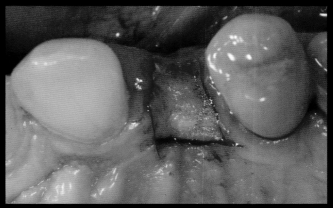

图9.46 用半厚翻瓣技术翻起腭侧瓣。

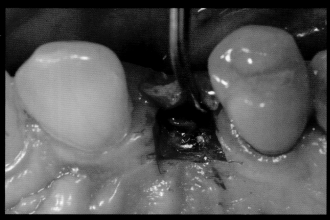

图9.47　偏颊侧用环切技术暴露种植体。

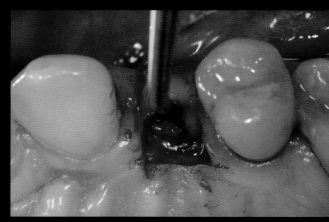

图9.48　腭侧瓣卷入颊侧软组织袋中。

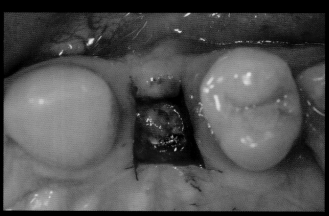

图9.49　颊侧软组织厚度明显改善。

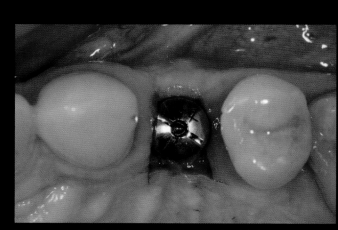

图9.50　愈合基台就位，确保组织瓣在颊侧稳定。

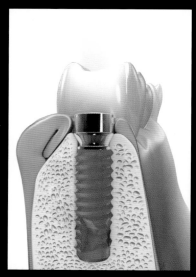

图9.51　示意图显示翻转瓣技术。

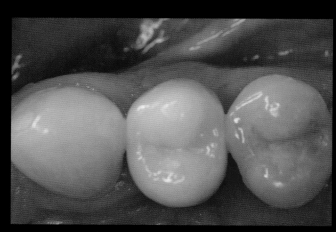

图9.52　最终修复结果显示充足的颊侧软组织厚度。

后牙功能区的软组织增量

与前牙美学区不同，后牙功能区的软组织增量的目的是在种植体周围建立充足的附着性角化组织。现代口腔种植的主要目标之一是预防种植体周围疾病。种植体周围炎的病因涉及多种因素，缺乏附着性的角化组织被认为是一个关键因素。

最新的回顾性研究显示，种植体周围附着黏膜的缺失可能导致菌斑指数、改良菌斑指数和改良的牙龈指数等的升高，更多的黏膜退缩和附着丧失（Lin 2013）。然而，通过影像学检查骨吸收和临床上探诊深度的检查比较，宽的角化组织和窄的角化组织之间并没有明显的差异。然而，可以推断，尤其是在先前有牙周疾病的患者中，在种植体周围建立至少2mm的附着黏膜是很重要的。

在上颌和下颌种植体周围建立附着性角化组织的方法不同。由于上颌腭侧有充足的角化组织，建议在二期手术时将腭侧的软组织移位至颊侧（参见病例6）。

在下颌后牙区建立附着性角化组织经常需要进行来自腭侧的软组织移植。与美学区不同，后牙功能区角化组织增量的"金标准"是游离龈移植。Thoma等（2009）强调了这一观点，并指出当软组织厚度需要增加时CTG比FGG更有优势，但是在当重点是需要增加角化组织时，FGG结合根向复位瓣的结果更有可预期性。由于解剖结构的限制，在下颌舌侧进行角化组织增量是很困难的，因此，所有可用的角化组织都需要转到舌侧，而在种植体颊侧固定FGG。由于愈合基台可以帮助固定缝线，建议在种植体暴露时进行这项手术（参见病例7）。

二期手术时缺乏附着性角化组织

该病例展示了种植之后常见的一种临床情况，前庭沟很浅，而且缺乏角化组织。应用复位瓣技术，分离腭侧的角化组织并将其用悬吊缝合固定于种植体颊侧，腭侧伤口则需要二期愈合（图9.53～图9.62）。

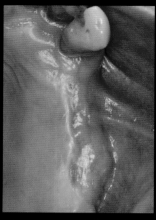

图9.53 后牙功能区种植体植入后。

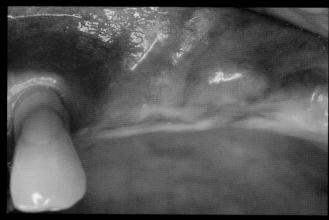

图9.54 可见明显的角化组织缺乏，以及浅的前庭沟。

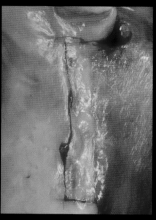

图9.55 腭侧水平切口，以及两个垂直松弛切口。

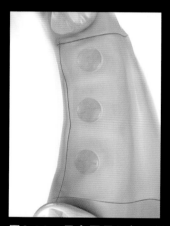

图9.56 示意图显示切口设计。

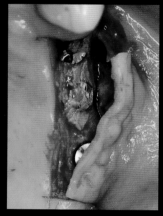

图9.57 分离半厚瓣并推移至颊侧。

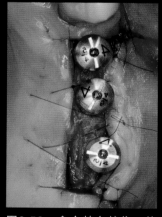

图9.58 愈合基台就位，软组织瓣通过水平褥式缝合固定在颊侧。

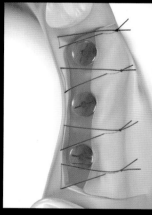

图9.59 示意图显示交叉水平褥式缝合。

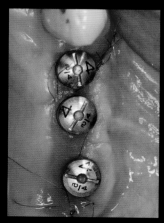

图9.60 术后2周，创口愈合良好。

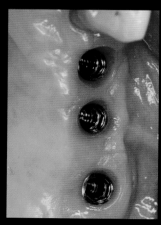

图9.61 术后2个月，可见健康的附着组织。

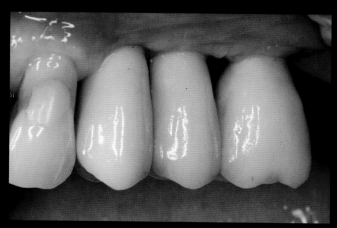

图9.62 最终修复结果，显示充足的角化组织。

二期手术时软组织缺乏的病例

该患者下颌后牙区缺乏角化黏膜，请注意软组织增量后明显的前庭沟加深以及附着性角化组织的增加（图9.63～图9.68）。

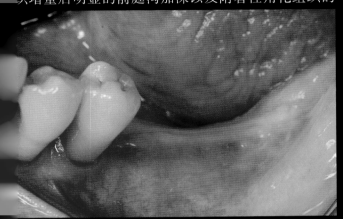

图9.63　下颌后牙区种植体植入后的临床状况。

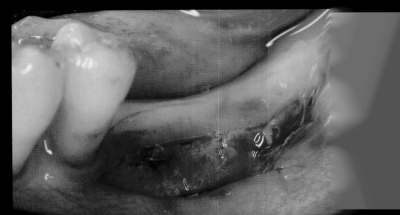

图9.64　膜龈联合根向复位以改善软组织质量。

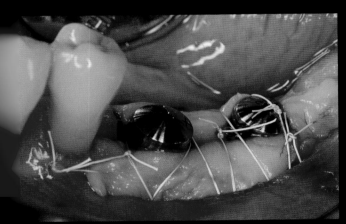

图9.65　游离龈移植物植入种植体颊侧并缝合。

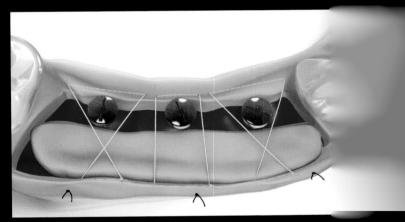

图9.66　示意图显示创口缝合技术。

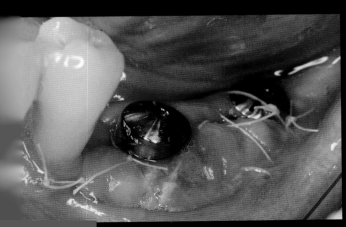

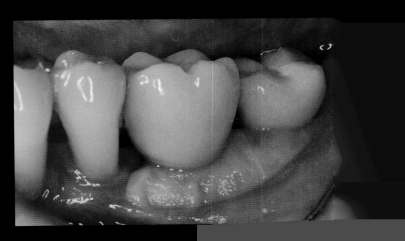

2周，创口愈合

应用异种材料进行软组织处理

如前所述，软组织增量用于增加软组织的量或改善软组织的质量是一种可预期的治疗方案。然而，由于从供区获取软组织会增加患者痛苦，因此为了缩短治疗时间、降低患者病痛、减少供区相关并发症，软组织替代物的应用是一种诱人的选择。无疑，种植体周围应用异种基质进行软组织增量的科学证据与自体组织相比要少。这种情况和膜龈手术中的证据类似，但是种植体周围的软组织增量证据要更少。然而，尤其在处理轻度组织缺损时，基质材料的应用可能是可行的。这尤其适用于患者已经经受过多次手术，而额外的供区手术会再次增加患者病痛的情况。猪源真皮基质可能含有对组织量的稳定有利的成分（参见病例8）。

二期手术时软组织缺损

二期手术前口内临床情况，软组织的缺损很明显，这种病例是用异种基质进行软组织增量的适应证。动物组织切片已证实真皮基质成功地与软组织整合，而没有任何炎症反应（图9.69～图9.74）。

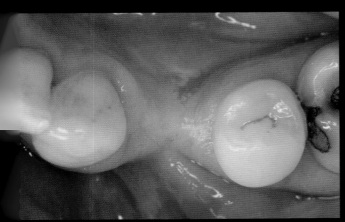

图9.69　殆面观种植之后牙槽嵴丰满度不佳。

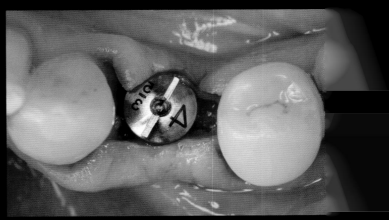

图9.70　种植体暴露，愈合基台就位。

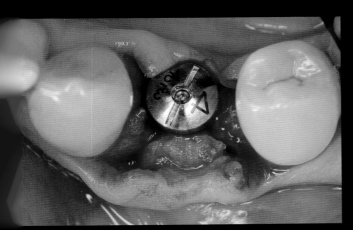

图9.71　异种移植物（Derma）植入颊侧软组织内。

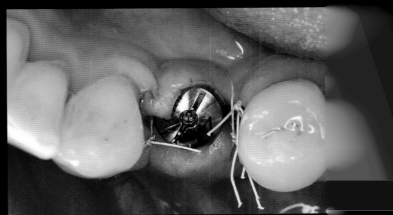

图9.72　间断缝合关闭创口。

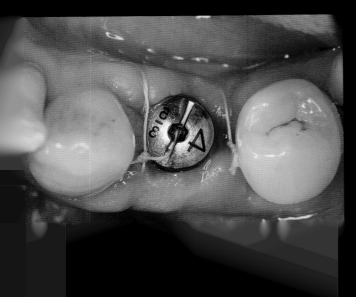

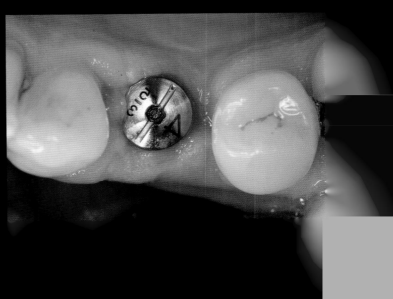

结论

　　基于口腔种植领域大量的科学研究，现如今骨结合种植体可以应用于几乎所有的缺牙患者中；然而，临床医生和科研工作者已经把需求转向探索种植体周围软组织的微观与宏观结构。这种转变是必要的，因为软组织美学对于种植的成功与周围软硬组织的整合同等重要。另一方面，种植体周围软组织的质量是一项预防种植体周围黏膜炎，甚至是种植体周围炎的关键因素。与骨增量手术相比，软组织的手术应用何种技术能取得最佳效果以及软组织代用品的应用，仍旧缺乏充足的科学证据。无论如何，在美学关键区为了增加天然牙和种植体周围软组织的量，软组织手术是很重要的。现如今，自体软组织移植仍是临床医生的首选。然而，替代材料的应用可以避免供区手术，也有其应用的适应证。在后牙功能区域，临床医生更关心软组织的质量，为了减少种植体周围生物学并发症，在许多临床病例中都需要重建附着性角化组织。相信在不久的将来，软组织代用品的发展及应用将会减轻患者的病痛，种植体将不仅可以获得骨结合，而且可以获得稳定的周围软组织结构。

推荐阅读

[1] Berglundh T, Lindhe J, Ericsson I et al. The soft tissue barrier at implants and teeth. Clin Oral Implants Res 1991;2(2):81-90.

[2] Chambrone L, Pannuti CM, Tu YK, Chambrone LA. Evidence-based periodontal plastic surgery. II. An individual data meta-analysis for evaluating factors in achieving complete root coverage. J Periodontol 2012;83(4):477-490.

[3] Chiapasco M, Zaniboni M. Clinical outcomes of GBR procedures to correct peri-implant dehiscences and fenestrations: a systematic review. Clin Oral Implants Res 2009;20(4):113-123.

[4] Fickl S, Nannmark U, Schlagenhauf U et al. Porcine dermal matrix in the treatment of dehiscence-type defects - An experimental split-mouth animal trial. Clin Oral Implants Res 2014; in press.

[5] Fickl S, Jockel-Schneider Y, Lincke T et al. Porcine dermal matrix for covering of recession type defects: A case series. Quintessence Int 2013;44(3):243-246.

[6] Grunder U. Crestal ridge width changes when placing implants at the time of tooth extraction with and without soft tissue augmentation after a healing period of 6 months: report of 24 consecutive cases. Int J Periodontics Restorative Dent 2011;31(1):9-17.

[7] Grunder U, Gracis S, Capelli M. Influence of the 3-D bone-to-implant relationship on esthetics. Int J Periodontics Restorative Dent 2005;25(2):113-119.

[8] Harris RJ. Root coverage with a connective tissue with partial thickness double pedicle graft and an acellular dermal matrix graft: a clinical and histological evaluation of a case report. J Periodontol 1998;69(11):1305-1311.

[9] Hofmanner P, Alessandri R, Laugisch O et al. Predictability of surgical techniques used for coverage of multiple adjacent gingival recessionsA systematic review. Quintessence Int 2012;43(7):545-554.

[10] Langer B, Langer L. Subepithelial connective tissue graft technique for root coverage. J Periodontol 1985;56(12):715-720.

[11] Lin GH, Chan HL, Wang HL. The significance of keratinized mucosa on implant health: a systematic review. J Periodontol 2013;84(12):1755-1767.

[12] Miller P. Root coverage using the free tissue autograft citric acid application. III. A successful and predictable procedure in deep-wide recession. Int J Periodontics Restorative Dent 1985;5(2):15-37.

[13] Raetzke P. Covering localized areas of root exposure employing the "envelope" technique. J Periodontol 1985;56:397-402.

[14] Thoma DS, Benic GI, Zwahlen M et al. A systematic review assessing soft tissue augmentation techniques. Clin Oral Implants Res 2009;20(4):146-165.

[15] Vignoletti F, de Sanctis M, Berglundh T et al. Early healing of implants placed into fresh extraction sockets: an experimental study in the beagle dog. III: soft tissue findings. J Clin Periodontol 2009;36(12):1059-1066.

[16] Zuhr O, Fickl S, Wachtel H et al. Covering of gingival recessions with a modified microsurgical tunnel technique: case report. Int J Periodontics Restorative Dent 2007;27(5):457-463.

种植体周围骨缺损的外科治疗
Surgical Treatment of Peri–Implant Bone Lesions

Christer Slotte

背景

随着越来越多的患者接受种植治疗，种植体生物学并发症的发生风险也越来越高。临床上经常看到由于种植体周围的感染所导致的进行性骨组织破坏。治疗方法旨在控制感染、抑制炎症和防止骨的进一步丧失。然而，目前并没有文献提供明确的治疗方法，这也就给临床医生们留下了很大的挑战。通常情况下，有必要通过手术来清理种植体表面和清创周围的骨缺损。骨切除性手术是目前最可靠的治疗方法，它应用骨修整和根向复位瓣来减小种植体周围袋深度（图10.1）。骨重建手术旨在重建已丧失的附着，在进行性骨吸收的病例或许是可取的。而在目前来看，针对这一治疗方法的文献支持量很少，并且主要是基于病例报告和少量的对照研究。

近些年，人们提出了多种方法来重建种植体周围的骨缺损，其中提到最多的方法是使用屏障膜联合充填材料这一方法。市面上可以见到很多种用于再生和重建骨组织的骨替代品。其中，异种材料较多地应用于种植体骨缺损的骨重建手术。这些材料大多为去蛋白的矿化异种骨，与周围的骨能够很好地整合。然而，研究显示新生的相邻类骨质的矿化速度很慢。此外，多项研究表明随着时间的流逝，种植体周围的牛骨随时间吸收很慢或不发生吸收。

近期，一种异种的预水化胶原化猪骨替代物（OsteoBiol®mp3®，Tecnoss®，Giaveno, Italy，颗粒测定600～1000μm）应用于临床。临床前实验表明该替代物

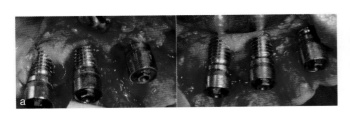

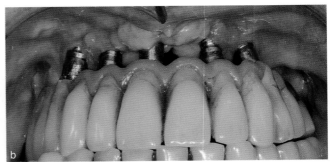

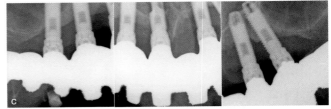

图10.1　a）在上颌的种植体周围进行骨切除性手术；b）3年后的临床表现。种植体周围组织健康，菌斑控制良好，无探诊出血；c）3年后的影像学表现。种植体周围没有进一步组织丧失，种植体周围可见边缘骨皮质密度增加。

与骨有很好的整合作用，而且由于刺激了破骨细胞，其骨改建的比例很高。本章节主要介绍一些长期慢性的种植体周围感染，通过使用mp3®进行骨重建的病例。

病例展示

病例1

　　患者女性，64岁，全身健康，无牙周炎病史。右侧上颌（13和14）植入2颗钛浆喷涂表面的种植体，在植入8年后显示种植体周围边缘有严重的骨破坏。2颗种植体均出现了探诊出血（BoP）、大量溢脓及探诊深度＞12mm（图10.2a）。医生计划通过外科手术拔除2颗种植体，进行牙槽嵴骨增量手术，而后重新植入1颗新的种植体。14位点的种植体在去除上部结构时脱落，暴露出一个深6～7mm、宽7mm×7mm的凹坑状骨缺损。13位点的种植体周围出现环形骨缺损，种植体的各个面都有4～5mm的骨质保存（图10.2b）。这种种植体被认为是"希望很小"的种植体，但医生决定暂时保留这些种植体，在骨愈合期间临时支持上部修复体。在清除病损及对种植体进行清理后，植入mp3®和胶原屏障膜来覆盖种植体表面和凹坑状的骨缺损（图10.2c～d）。

　　6个月后，14位点的骨缺损得以恢复。13位点仍有7mm的深袋及探诊出血，并仍有垂直向的骨缺损。第二次手术计划在14位点重新植入了1颗种植体，并最终取出了13位点的种植体。术中见在13位点的种植体周围有1～2mm的骨增量，但仍然在近中、颊侧和远中有3～4个螺纹的暴露，在腭侧有2个螺纹的暴露。医生决定调整原定的手术方案，再次进行再生手术（图10.2e～g）。在经过6个月的愈合后，可见种植体周围组织健康。在种植体的近中侧仍有5mm的深袋，但没有探诊出血和溢脓。口内X线片显示，14位点获得了大量的骨再生，在13位点种植体的邻面有3～4mm的骨再生。在13位点种植体进行第一次种植体周围手术后的5年复查时，种植体周围组织健康。口内X线片显示，仍残留5mm的深袋，无探诊出血，并获得了6mm的骨增量（图10.2h～k）。

病例2

　　患者女性，63岁，身体状况良好，每天吸烟8～10支，牙周炎病史，曾于牙周科对左侧上颌2颗种植体进行牙周治疗。7年前曾于24位点和26位点种植2颗种植体。近期检查可见：2颗种植体周围均有6～8mm深牙周袋、探诊出血和溢脓。26位点种植体的上部固定修复体就位不良。在第一次外科治疗后，24和26周围出现环形骨缺损，分别为5～7mm和4～5mm。在对骨缺损进行清创后，植入mp3®和胶原屏障膜，种植体埋入愈合。随后暴露种植体并制作新的固定修复体（图10.3a～c）。

　　1年后，种植体周围探诊出血的症状消失，袋的深度分别为3mm（24位点）

13和14位点种植体周围出现深袋、探诊出血和大量溢脓（图10.2）

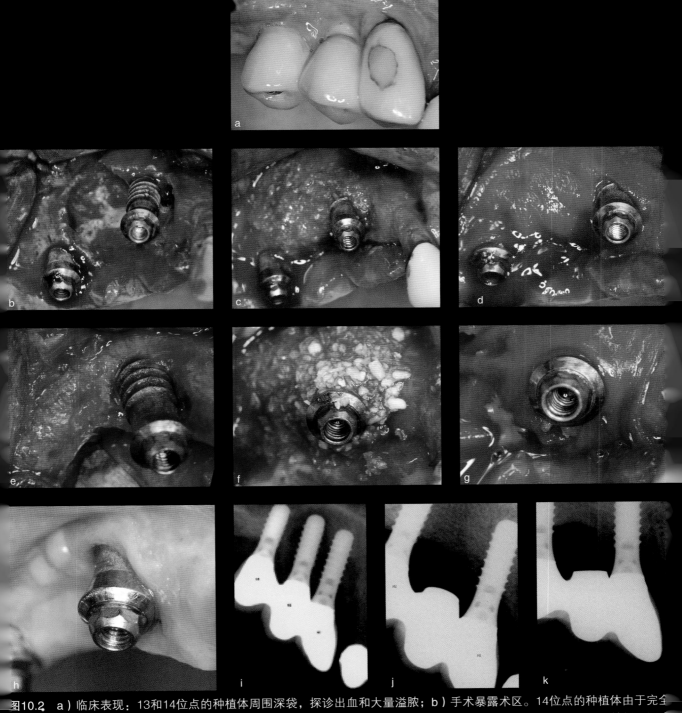

图10.2　a）临床表现：13和14位点的种植体周围深袋，探诊出血和大量溢脓；b）手术暴露术区。14位点的种植体由于完全丧失骨结合而出现脱落，并形成一个深6～7mm，宽7mm×7mm的凹坑状骨缺损。13位点的种植体周围形成环形骨缺损，深度大于种植体全长的2/3；c、d）使用mp3®和胶原屏障膜来覆盖暴露的13位点种植体和14位点的骨缺损，屏障膜在照片中没有展示；e）首次植骨手术后的6个月，翻瓣后可见14位点获得了大量的骨增量；13位点的种植体周围有1～2mm的骨增量，但仍然在近中、颊侧和远中有3～4个螺纹的暴露，在腭侧有2个螺纹的暴露，近中可见一处6mm深的骨缺损；f、g）再次进行骨再生手术，植入mp3®和胶原屏障膜来覆盖骨缺损处和已暴露的种植体螺纹；h）6个月后，可见种植体周围组织健康。13位点种植体的近中仍然存在5mm的深袋，但没有探诊出血和溢脓的症状；i）术前X线片；j）第一次植骨手术后6个月的X线片，显示在13位点的种植体邻面生成3～4mm的骨；k）第二次植骨手术后6个月的X线片，显示获得了更多的骨再生。

和2~5mm（26位点）。口内X线片显示2颗种植体的邻面均有1~3mm的骨增量（图10.3d、e）。

病例3

患者男性，23岁，体健，吸烟每天15支，于12位点种植1颗种植体，上部修复体为粘接固位金属烤瓷冠，出现了边缘骨吸收，并产生了种植体周围深袋。种植体植入后3年，近中袋深8mm，颊侧袋深5mm，远中袋深6mm，并且各个面具有探诊出血的症状。口内X线片显示种植体的近中和远中均有3mm的骨丧失。此外，在种植体的邻面可观察到有粘接剂样材料的影像（图10.4a）。外科手术暴露可见深3mm、宽2mm的骨缺损，对其进行清创并去除粘接材料。清理种植体并植入mp3®和胶原屏障膜（图10.4b~d）。

术后6个月进行再次评估，探诊深度减少至4~5mm，探诊出血症状消失。口内X线片显示邻面的骨缺损几乎完全被骨质填充（图10.4e）。

病例4

患者于44、45、46位点种植了3颗种植体，经过5年的随访发现种植体周围炎，遂于牙周科进行治疗。44位点的种植体的附着性角化组织缺乏、6~9mm的深袋，探诊出血并伴有3~4mm的边缘骨吸收。翻开颊侧黏骨膜瓣，仔细去除肉芽组织并用3%的过氧化氢冲洗种植体。颊侧可见一半圆形骨缺损，种植体暴露5~6mm的螺纹（图10.5a）。将自体骨颗粒和mp3®混合后植入该区域，并覆盖胶原屏障膜（图10.5b）。使用可吸收的缝合线复位软组织瓣。术后，建议患者每天使用0.1%的氯己定溶液漱口。拆除缝线后4周开始重新进行机械清洁。1年后，种植体周围组织健康，菌斑控制良好，可探及3mm的袋，探诊无出血（图10.5c）。口内X线片显示，44位点的有3~4mm的骨再生，几乎到达种植体的颈部螺纹处（图10.5d~e）。

病例5

由于上颌中切牙的外伤，患者于1995年种植了2颗机械加工的种植体。5年来，患者经历了反复疼痛的种植体周围感染。检查可见，2颗种植体的颊侧角化组织缺损，有5~6mm的深袋伴探诊出血。口内X线片显示种植体周围有4~5mm深的骨缺损。遂翻开黏骨膜瓣，清除病变组织并用3%的过氧化氢冲洗种植体。21位点的种植体可见不明显的一壁骨袋及凹坑状的复合型骨缺损。植入mp3®和胶原屏障膜，并用可吸收线缝合软组织瓣。告知患者服用抗生素，使用0.1%的氯己定溶液漱口4周，并增强局部清洁的口腔卫生意识。

6个月后再次复查，可见种植体周围组织健康。X线片显示骨缺损愈合完全（图10.6）。

24和26位点种植体周围出现深袋、探诊出血/溢脓（图10.3）

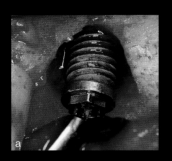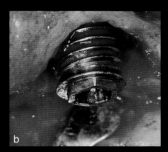

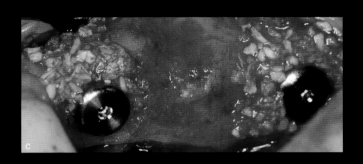

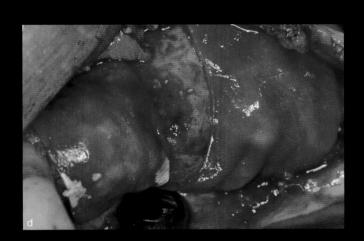

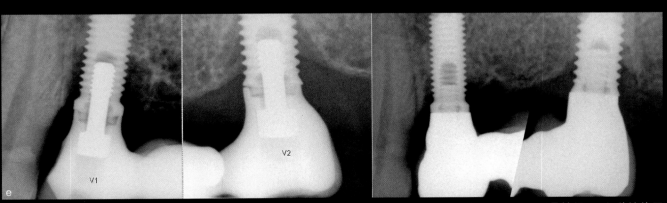

图10.3　a）左侧上颌的两颗种植体种植7年后，口内X线片可见明显的骨缺损；b）种植体周围出现环形骨缺损；c）种植体周围植入mp3®；d）在种植体和骨缺损表面覆盖胶原屏障膜；e）1年后口内X线片显示：24位点的种植体获得了2~3mm的骨增量，26位点的种植体获得了1~3mm的骨增量。

骨丧失，粘接固位烤瓷冠的种植体（图10.4）

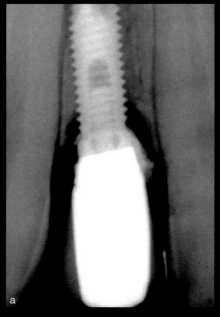

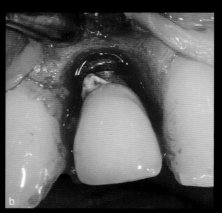
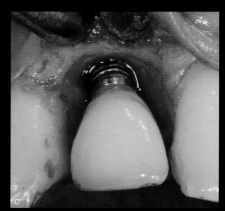
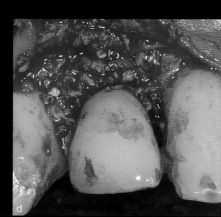

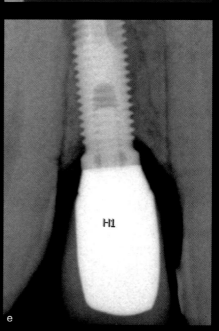

图10.4　a）12位点植入1颗Brånemark TiUnite®种植体，上部为粘接固位金属烤瓷冠。植入后3年，近中有5mm深的边缘骨吸收，远中有4mm深的边缘骨吸收。此外，可见粘接剂样材料的影像；b~d）清创术和去除粘接剂材料后的骨缺损；e）术后6个月的口内X线片显示邻面的骨缺损几乎完全被骨质填充。

半圆形骨缺损，暴露种植体（图10.5）

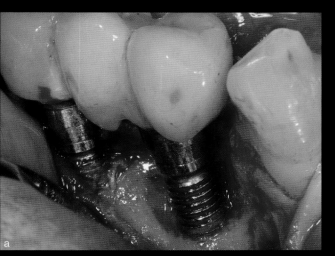

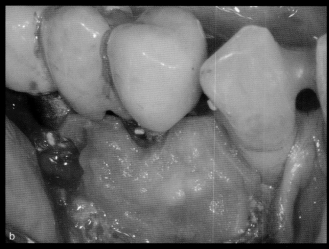

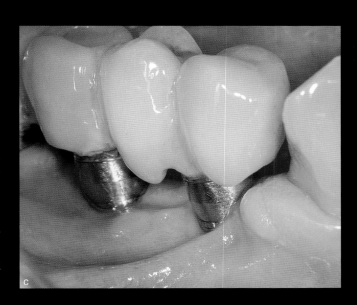

图10.5 a）翻开颊侧黏骨膜瓣，仔细去除肉芽组织并用3%的过氧化氢冲洗种植体。可见一半圆形骨缺损，种植体暴露5～6mm的螺纹；b）将自体骨颗粒和mp3®混合后植入该区域，并覆盖胶原屏障膜；c）1年后，种植体周围组织健康，菌斑控制良好，可探及3mm的袋，探诊无出血；d）术前X线片显示种植体周围有3～4mm的边缘骨吸收；e）术后1年的口内X线片显示，44位点的骨再生几乎到达种植体的颈部螺纹处。

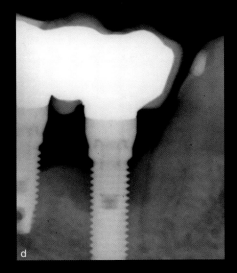

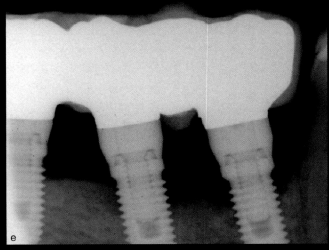

种植体周围骨内缺损（图10.6）

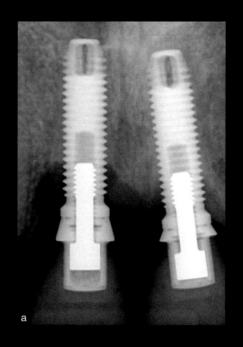

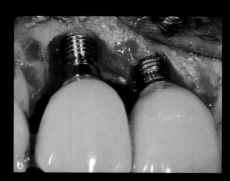
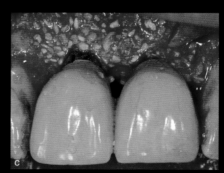
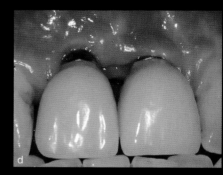

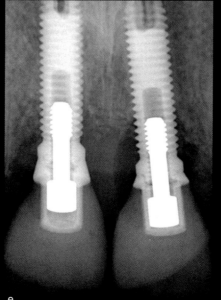

图10.6 a）术前X线片显示种植体周围有4～5mm的骨缺损；b）遂翻开黏骨膜瓣，清除病变组织并用3%的过氧化氢冲洗种植体。21位点的种植体可见不明显的一壁骨袋及凹坑状的复合型骨缺损；c）植入mp3®和胶原屏障膜；d）使用可吸收线缝合切口；e）6个月后复查，可见种植体周围组织健康。种植体袋深＜4mm，X线片显示骨缺损愈合完全。

讨论

上述5个病例均有长时间的种植体周围的慢性感染，在使用了mp3®进行再生手术后，种植体的探诊深度和探诊出血情况均有所好转，并有2～6mm的骨量增加。总体来讲，种植体周围的外科手术与牙周手术一样，其预后取决于多种因素，例如，伤口自身的愈合机制、缺损的形态及所用材料的性能。此外，在手术操作时必须注意预防术区的再次感染。

在上述病例中，病例2～病例5的骨缺损为半圆形或凹坑状，而在病例1中，13位点的种植体周围骨缺损更加复杂，在14位点的种植体拔除后13位点的远中邻面出现了水平向骨缺损，颊侧骨裂开，近中为一壁骨缺损。这一因素（缺损的形态）最有可能影响第一次手术后的骨愈合。二次手术中可以看到种植体周围骨缺损形态明显改善，这也有利于再次手术后的成骨。牙周再生手术相关研究表明，缺损形态对预后有明显的影响。在种植体周围再生手术中也有类似的观点。

潜入式或非潜入式技术在这里都有应用，并获得良好的骨增量。封闭的具有保护作用的空间最有利于愈合（例如上颌窦），种植体周围存在液体和口腔微生物的浸润，可能影响愈合，甚至产生并发症。因此，在这类术区更应该使用更高标准的骨替代品，例如会促进基质形成和矿化。与其他异种材料相比，mp3®能通过触发移植材料的吞噬作用来激活骨代谢单元，并有利于基质的沉积和矿化。

结论

综上所述，本章中所引用的种植体周围的长期慢性骨缺损病例，虽然得到了很好的治疗效果，但仅纳入了5个病例，因此必须谨慎考虑。需要强调的是，治疗的主要目的应当是炎症自身的清除。我们必须要考虑到多种危险因素，例如牙周病史、吸烟习惯，并且高标准的菌斑控制是强制性的。此外，种植体周围边缘骨吸收的不断加重，常常会导致种植体无法保留。考虑到这些因素，在种植体周围骨缺损的病例中，可以使用mp3®来促进骨再生。

推荐阅读

[1] Barone A., Ricci M., Covani U et al. Maxillary sinus augmentation using prehydrated corticocancellous porcine bone: hystomorphometric evaluation after 6 months. Clin Implant Dent Relat Res 2012; 14(3):373-379.

[2] Cortellini P, Pini Prato G, Tonetti MS. Periodontal regeneration of human infrabony defects. II. Re-entry procedures and bone measures. J Periodontol 1993;64:261-268.

[3] Hallman M, Lundgren S, Sennerby L. Histologic analysis of clinical biopsies taken 6 months and 3 years after maxillary sinus floor augmentation with 80% bovine hydroxyapatite and 20% autogenous bone mixed with fibrin glue. Clin Implant Dent Relat Res 2001;3:87-96.

[4] Iezzi G, Degidi M, Scarano A et al. Anorganic bone matrix retrieved 14 years after a sinus augmentation procedure: A histologic and histomorphometric evaluation. J Periodontol 2007;78:2057-2061.

[5] Khoury F, Buchmann R. Surgical therapy of peri-implant disease: A 3-year follow-up study of cases treated with 3 different techniques of bone regeneration. J Periodontol 2001;72:1498-1508.

[6] Lagervall M, Jansson LE. Treatment outcome in patients with peri-implantitis in a periodontal clinic: a retrospective study. J Periodontol 2013;84(10):1365-1373.

[7] Leonhardt A, Dahlen G, Renvert S. Five-year clinical, microbiological, and radiological outcome following treatment of peri-implantitis in man. J Periodontol 2003;74:1415-1422.

[8] Nannmark U, Azarmehr I. Short communication: Collagenated cortico-cancellous porcine bone grafts. A study in rabbit maxillary defects. Clin Implant Dent Relat Res 2010;12:161-163.

[9] Nannmark U, Sennerby L. The bone tissue responses to prehydrated and collagenated cortico-cancellous porcine bone grafts: A study in rabbit maxillary defects. Clin Implant Dent Relat Res 2008;10:264-270.

[10] Polyzois I, Renvert S, Bosshardt DD et al. Effect of bio-oss on osseointegration of dental implants surrounded by circumferential bone defects of different dimensions: An experimental study in the dog. Clin Oral Implants Res 2007;18: 304-310.

[11] Roos-Jansaker AM, Renvert H, Lindahl C, Renvert S. Surgical treatment of peri-implantitis using a bone substitute with or without a resorbable membrane: A prospective cohort study. J Clin Periodontol 2007;34:625-632.

[12] Sahrmann P, Attin T, Schmidlin PR. Regenerative treatment of peri-implantitis using bone substitutes and membrane: A systematic review. Clin Implant Dent Relat Res 2011;13:46-57.

[13] Schwarz F, Jung RE, Fienitz T et al. Impact of guided bone regeneration and defect dimension on wound healing at chemically modified hydrophilic titanium implant surfaces: An experimental study in dogs. J Clin Periodontol 2010;37:474-485.

[14] Slotte C, Lindfors N, Nannmark U. Surgical reconstruction of peri-implant bone defects with prehydrated and collagenated porcine bone and collagen barriers: case presentations. Clin Implant Dent Relat Res 2013;15(5):714-723.

[15] Tonetti MS, Prato GP, Cortellini P. Factors affecting the healing response of intrabony defects following guided tissue regeneration and access flap surgery. J Clin Periodontol 1996;23:548-556.

第11章

复杂病例的处理
Treatment of Extreme Cases

Patrick Palacci

至繁归于至简（大道至简）。

——达·芬奇

背景

一些患者由于骨折、颌骨切除、软硬组织缺损等因素，病情十分复杂。造成的原因多种多样，但它们都有一个共同点，即在进行种植手术和修复之前，必须考虑多种复杂因素。如果存在任何简化治疗的方案，我们都应积极考虑。本章展示的病例提出其中一种治疗方法。治疗方案选择中最主要的考量是减少手术次数、缩短疗程。

病例展示

病例1

患者女性，48岁，因左上磨牙区脓肿接受治疗。临床和影像学检查显示根分叉受累，26和27骨吸收明显，需拔除患牙（图11.1~图11.3）。

拔牙窝和脓肿产生的骨缺损常伴随骨吸收，从而很可能导致种植骨量不足。去除牙冠后，分根，用牙周膜刀小心取出牙根。小心搔刮拔牙窝，用刮匙仔细去除纤维组织。这是一种微创手术，可以保留唇、腭侧和根间骨壁（图11.4）。

用mp3®（OsteoBiol® mp3®, Tecnoss®, Giaveno, Italy），一种皮质-松质预水化胶原化混合骨填充拔牙窝，用专用器械（PP）层层压实（图11.5和图11.6）。

在这个过程中，应避免大范围翻瓣，以尽量减少创伤和持续性骨丢失。我们没有用黏骨膜瓣关闭创口，因为这会使膜龈联合向冠方移动，导致种植体周围软组织的缺乏。我们选择用PRF膜（富含血小板的纤维蛋白）封闭创口。PRF膜是通过离心患者的血液并压缩获得的薄膜。这些膜中含有的生长因子会在局部释放，促进软组织愈合。通过使用PRF膜，还可以避免结缔组织移植的需要，减少手术并发症（图11.7和图11.8）。

10~12天后拆线。2周后伤口完全愈合，由健康结缔组织覆盖（图11.9和图11.10）。

拔牙窝重建（图11.1～图11.13）

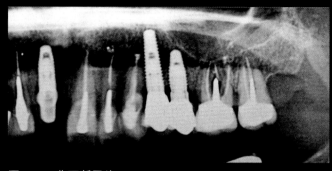

图11.1 曲面断层片。

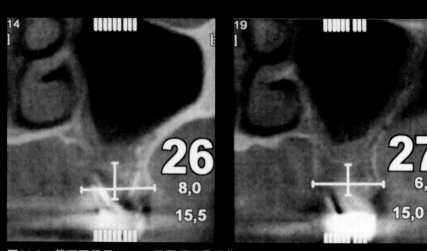

图11.2 截面图显示26、27周围明显骨吸收。

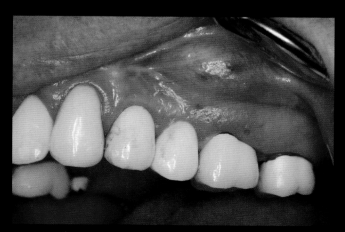

图11.3 临床检查：须拔除26、27。

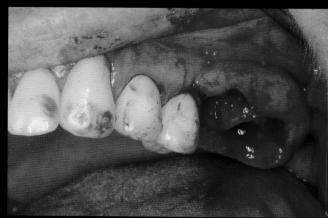

图11.4 拔除26、27，保留骨壁。

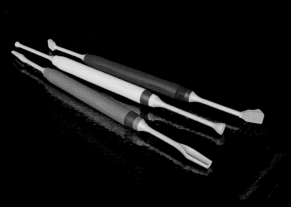

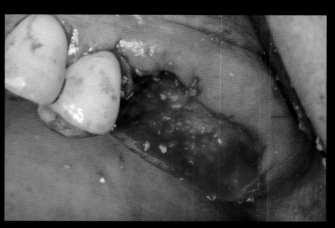

图11.5 植骨用器械：蓝色用于侧方加压和窦内植骨，黄色用于填充拔牙窝，粉红色用于填充拔牙窝内种植体与骨壁之间的间隙。

图11.6 mp3®填入拔牙窝压实。

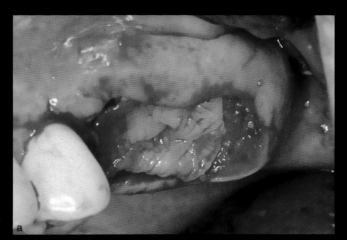

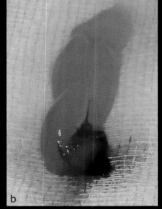

图11.7 a、b）制备PRF膜，置于牙槽嵴顶。

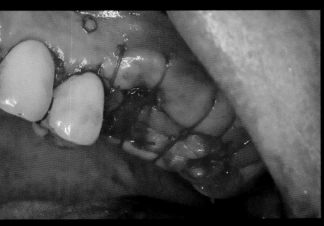

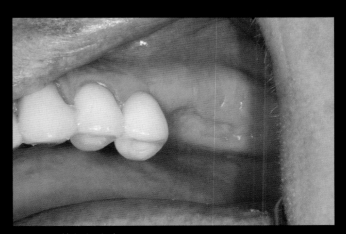

图11.8 采用褥式缝合，避免伤口裂开。

图11.9 软组织愈合。

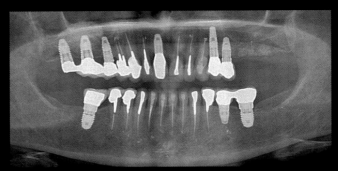

图11.10 拔牙后3个月影像。

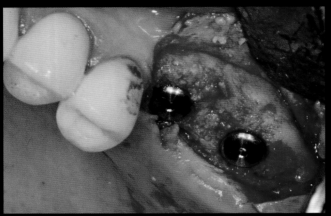

图11.11 二期手术时可以看到种植体骨结合理想，牙槽嵴得到恢复。

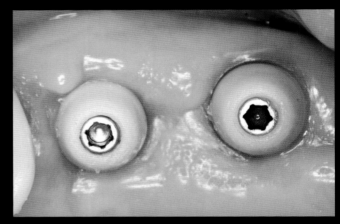

图11.12 软组织愈合。

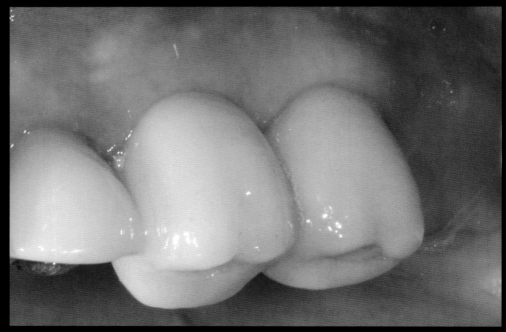

图11.13 最终修复体就位。

在4个月后进行种植手术。翻瓣后可以观察到致密的骨面，牙槽嵴的高度和宽度基本完全保留。

可植入两颗11.5mm种植体。4个月后进行二期手术，种植体骨结合良好。连接基台前使用Ostell®（Osstell® Mentor, Integration Diagnostics AB, Göteborg, Sweden）测量种植体动度，ISQ值为78和76，证明骨结合良好（图11.11）。

使用Palacci龈乳头再生技术进行软组织成形，从腭部获取软组织瓣，推向唇侧，然后旋转插入唇侧。褥式缝合固定软组织瓣，术后10天拆线（图11.12和图11.13）。

对于无牙颌患者剩余骨量严重不足的情况，仍然有一些治疗方案可选。例如，可以使用传统种植体，结合骨移植和上颌窦底提升术。种植体可以在植骨时同期植入，或植骨术后4～6个月植入。植骨材料可以使用自体、异体或异种骨，但需记住的是，如果使用自体骨，供区有出现并发症的风险。也可以使用穿颧种植体，但是可能仍然需要进行软硬组织增量。

病例2

患者女性，60岁，下颌佩戴种植体支持的可摘义齿，上颌活动义齿不稳定。临床检查显示上颌骨严重萎缩，上腭平坦，前庭几乎完全丧失。影像学检查显示后牙区骨高度为2～3mm，前牙区骨高度为3～5mm（图11.14和图11.15）。

翻瓣暴露出前牙区菲薄的牙槽嵴和极少的骨量。后牙区承受咬合力较大，应重点考虑生物力学因素。因此，后牙区需要进行上颌窦底提升术或植骨术（图11.16）。

骨量严重不足需要进行外科重建，实施双侧上颌窦底提升术及鼻底提升术。同期植入6颗Brånemark NP种植体。冠方植入mp3®并压实，以提高初期稳定性（图11.17）。

在前牙区剩余牙槽嵴仅为3～4mm的情况下，可以选择鼻底提升术，植骨后植入更长的种植体。根据种植体的初期稳定性和手术难度，可以同期植入或分两期手术进行（图11.18～图11.22）。

将PRF膜置于软组织瓣下促进软组织愈合，也被认为可以减少裂开或开窗等并发症。种植位点的X线片（图11.23）。种植体植入后4个月进行二期手术。软组织成形后，放置基台并制作修复体（图11.24～图11.26）。

上颌骨严重萎缩的治疗方案（1）（图11.14~图11.26）

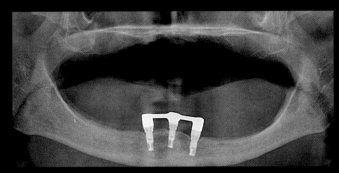

图11.14　曲面断层片：上颌骨吸收严重。

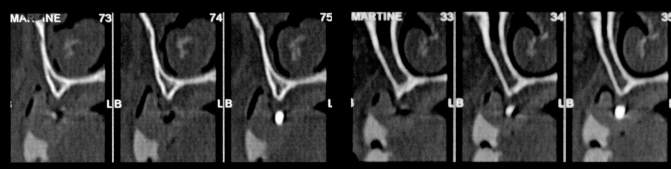

图11.15　上颌骨断层图像。

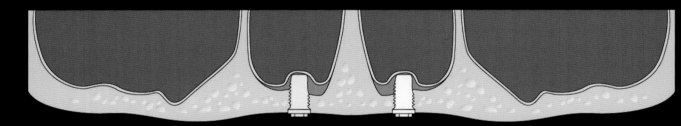

图11.16　示意图：鼻底提升术。

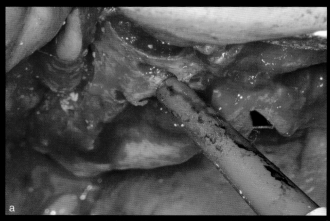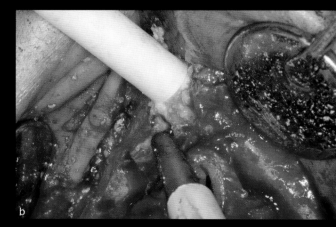

图11.17　口内：a）提升黏膜；b）在牙槽嵴上致密填充mp3®。

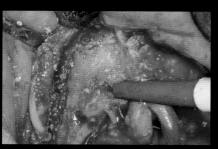

图11.18　生物材料就位。

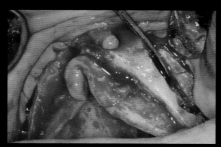

图11.19　翻瓣，唇侧骨板保留。剥离施耐德膜。

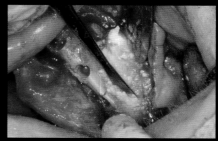

图11.20　材料在冠方致密充填。牙槽嵴非常菲薄，只能植入窄直径种植体。

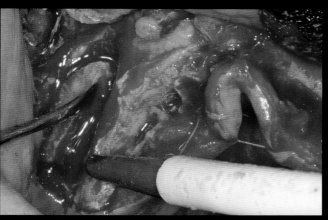

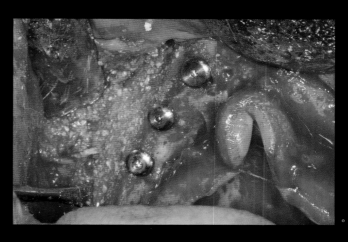

图11.21　前磨牙区进行上颌窦底提升，植入3颗种植体。

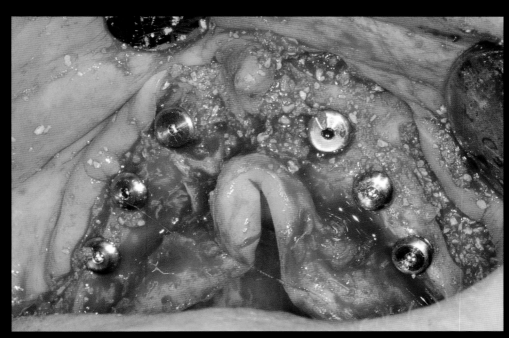

图11.22　𬌗面观展示种植体位置。

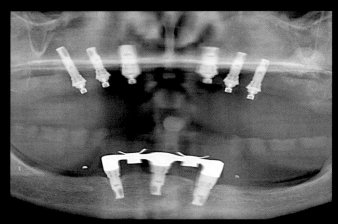

图11.23 曲面断层片。

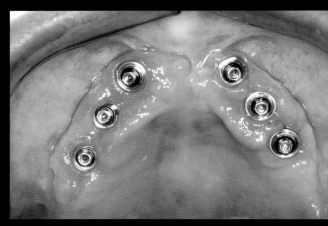

图11.24 安装基台后的𬌗面观。

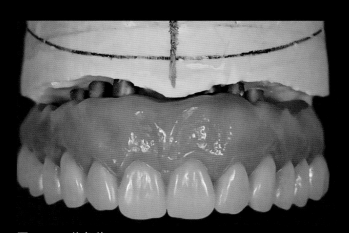

图11.25 修复体。

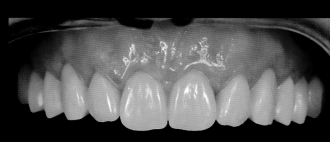

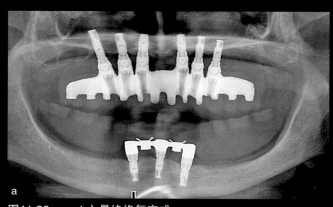

图11.26 a、b）最终修复完成。

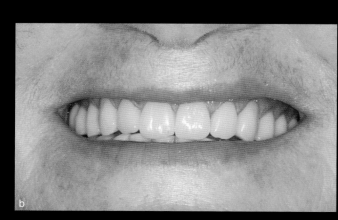

病例3

患者女性，58岁。2年前接受了不翻瓣种植治疗。现在她抱怨极度不适，但是种植体并不松动。临床医生应该如何处理患者的问题和并发症（图11.27）？取下修复体，翻瓣，可见种植体暴露，大量骨吸收。取出种植体，炎症组织清创。尖牙、前磨牙和磨牙区可见大面积骨缺损（图11.28和图11.29）。

缺损区域用mp3®填充并压实。在生物材料表面覆盖胶原海绵，以固定材料微粒。覆盖半厚瓣，降低皮瓣张力，减少并发症的风险（图11.30～图11.32）。

病例4

患者女性，40岁，患有严重厌食症20年并受其带来相关的问题困扰。上下颌佩戴的活动义齿状况很糟糕。口内还有几个被呕吐物酸蚀破坏的牙根。现在希望能获得治疗，但她的临床状况很差（图11.33～图11.35）。

首先是拔除上下颌残根。拔牙窝致密充填mp3®。然后，用PRF膜覆盖促进软组织愈合（图11.36和图11.37）。

6个月后，在下颌颏孔间植入5颗Brånemark种植体。2个月后，上颌植入8颗Brånemark NP种植体。同期进行双侧上颌窦底提升术和mp3®植骨。可以注意到在某些位点剩余牙槽嵴的厚度不超过2mm。将mp3®材料压实在牙槽嵴上，以增加种植体的初期稳定性。下颌骨愈合时间为4个月，上颌骨愈合时间为6个月（图11.38和图11.39）。

上下颌骨同时进行二期手术。所有种植体骨结合良好。进行软组织手术重建种植体周围角化龈宽度（图11.40和图11.41）。

使用Ostell®测量ISQ值＞70，甚至在剩余骨量仅为2mm的植骨位点（图11.42和图11.43）种植体骨结合均良好。

上下颌进行固定临时修复。在这种情况下，在以下5个方面临时修复都是非常重要的：

- 种植体负荷/功能。
- 舒适性。
- 咬合。
- 发音。
- 美学。

6个月后，经过仔细的调整，最终修复完成，为患者带来了更好的生活质量（图11.44～图11.46）。

推荐阅读

[1] Choukroun J, Diss A, Simonpieri A et al. Platelet-rich fibrin (PRF): a second-generation platelet concentrate. Part IV: clinical effects on tissue healing. Oral Surg Oral Med Oral Pathol Oral Radiol Endod 2006;101(3):e56-60.

并发症的治疗（图11.27～图11.32）

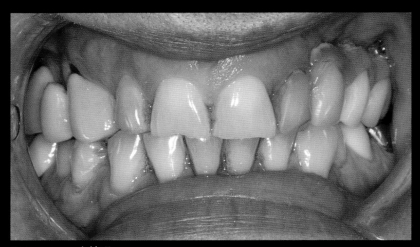

图11.27　口内情况。

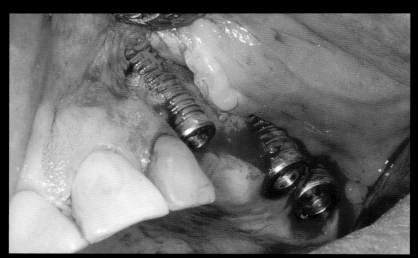

图11.28　这些种植体显然需要取出。

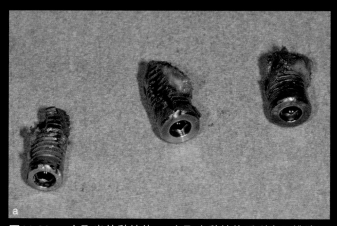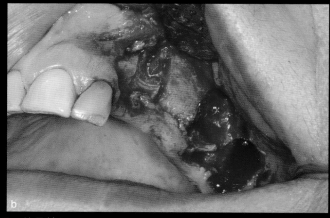

图11.29　a）取出的种植体；b）取出种植体后剩余牙槽嵴显示明显的骨缺损。

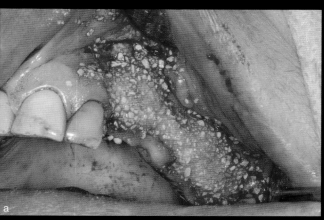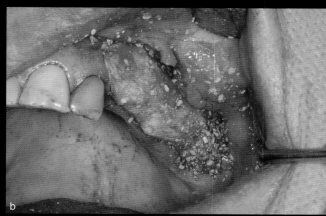

图11.30　a、b）在唇侧用mp3®致密充填。用膜覆盖该区域，固定材料于原位。

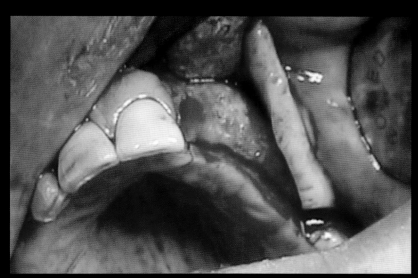

**图11.31　**最终结果。牙槽嵴重建，可以植入种植体。

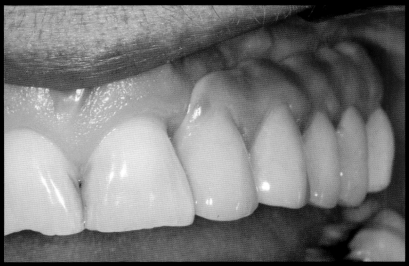

**图11.32　**最终修复完成。

图11.35　术前全景片。

上颌骨严重萎缩的治疗方案（2）（图11.33～图11.46）

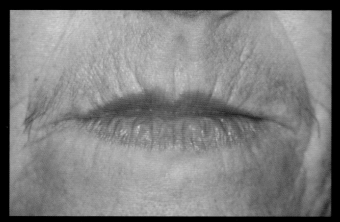
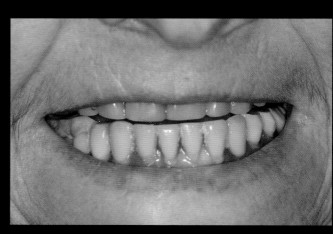

图11.33　患者佩戴着义齿。

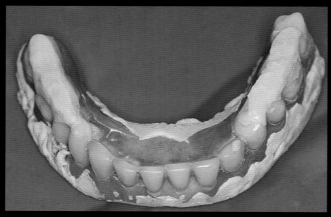
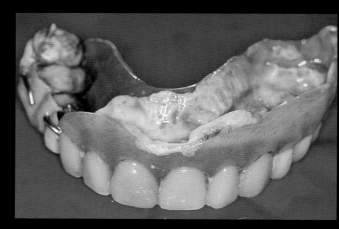

图11.34　使用20年后的义齿。

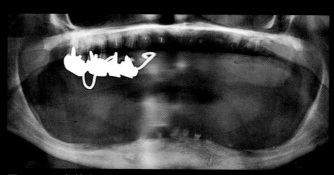

图11.35　术前全景片。

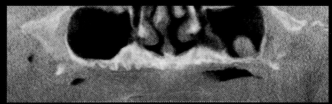

图11.36　拔牙及拔牙窝内mp3®植骨后影像。

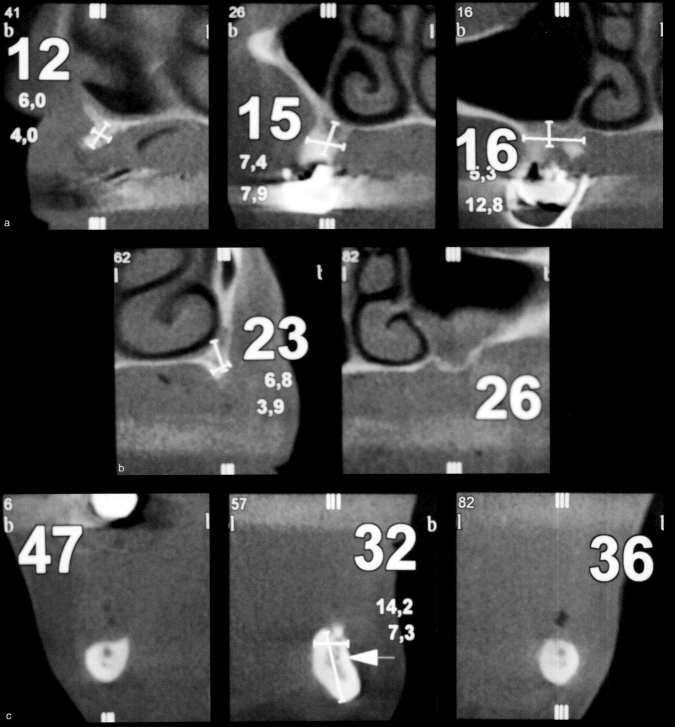

图11.37　a~c）上下颌骨的断层图像。上颌骨严重萎缩。

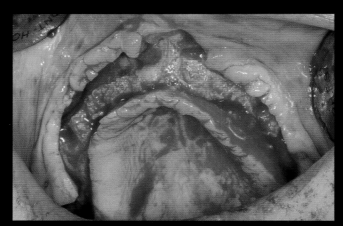

图11.38 翻瓣。

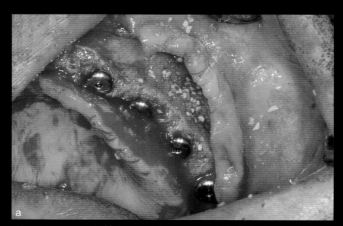

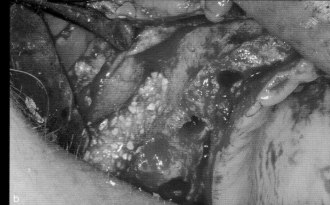

图11.39 a、b）植入8颗Brånemark NP种植体（同时植入mp3®骨移植物）。

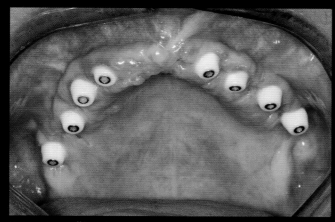

图11.40 二期手术。

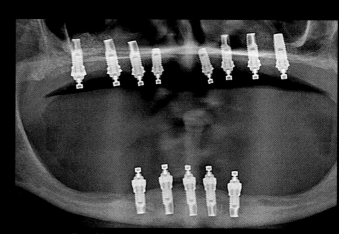

图11.41 曲面断层片显示种植体位置。

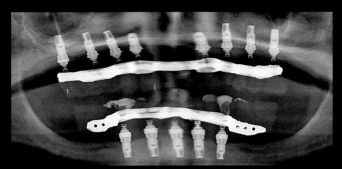

图11.42　曲面断层片显示修复体就位。

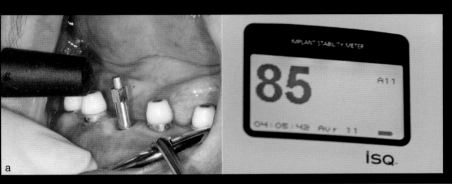

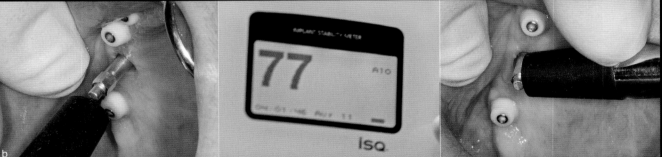

图11.43　a、b）种植体稳定性测量（高ISQ值）。

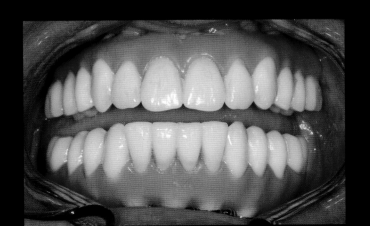

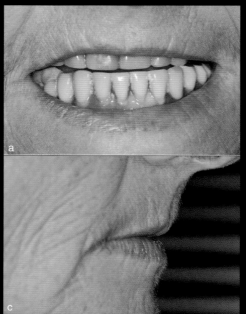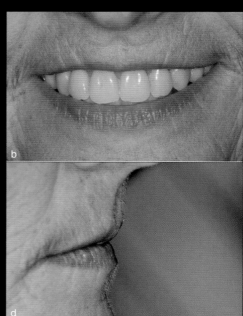

图11.45　a、c）治疗前；b、d）治疗后。

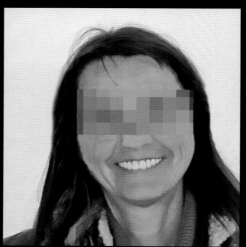

图11.46　恢复笑容。

总结
Conclusions

Antonio Barone, Ulf Nannmark

骨是一种专门起支撑作用的结缔组织。它富含胶原纤维和矿物质，使其具有一些特性，如强度、硬度和抗压、抗牵引和抗扭转能力。

颌骨具有支持牙齿的功能，并能够支持钛种植体，从而可以锚定修复体，替代缺失的牙齿。

新骨是由专门的细胞即成骨细胞通过不同的过程形成的，成骨细胞负责合成骨基质的有机成分，营养素和氧气由现有的血管或新形成的血管提供给这些细胞。因此，新生血管形成和血供在原发性骨形成、骨生长以及骨愈合和/或引导骨再生过程中是关键因素。

很多原因可以导致骨丧失，例如感染、拔牙后吸收、创伤或骨切除。为了解决这种骨缺损，现代牙科提出了外科解决方案，允许在大多数临床情况下，恢复骨量。这些治疗方案结合了适当的外科技术和使用生物相容性材料作为支架支持骨再生。

因此，组织工程研究开发了各种各样的支架，以提供自体骨的替代物，而自体骨仍然是"金标准"。

随着时间的推移，一些**生物材料**已经显示出良好的空间维持能力，但是由于不可吸收或吸收速率很慢，它们实际上未被新骨所替代，新骨只能在支架间有限的空间内生长。此外，还存在一些吸收速率很快的材料，导致自体骨不能在期望的时间范围内形成。

胶原化双相猪源异种移植物由无机基质和有机元素组成，除生长因子外，与自体骨相似，具有良好的临床效果。这些材料被逐渐吸收，并被足量的新生骨替代，而不会对周围组织造成不良反应。

大量文献证明，这种材料似乎可以在很多方面满足我们的临床需求，例如牙槽嵴保存、上颌窦底提升术、治疗骨内缺损和萎缩牙槽嵴的骨增量等。

然而，**除了**骨组织和生物材料，外科医生的技术和培训、相关的生物学原理的知识，以及最重要的是尊重大自然的卓越治愈机制，是获得临床成功、患者康复和满意的关键。我们希望这本书将有助于推广这方面的知识，从而造就更多的优秀临床医生，造福广大的患者。最后，我们要感谢所有编者精彩而热情的贡献。